LE RÉVEILLEUR

LE RÉVEILLEUR

EXPOSÉ SOMMAIRE

DU

BAUNSCHEIDTISME

OU

MÉTHODE CURATIVE NOUVELLE

DE M. CH. BAUNSCHEIDT

BASÉE SUR LA NATURE SEULE

SANS MÉDICATION INTERNE NI EXTERNE

ET APPLIQUÉE A LA GUÉRISON

des Maladies rhumatismales de toute forme, des Gouttes, Paralysies,
Névralgies, Bronchites, Affections de l'estomac
et de la poitrine, etc., etc.

Par le Docteur LIPKAU.

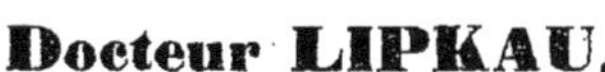

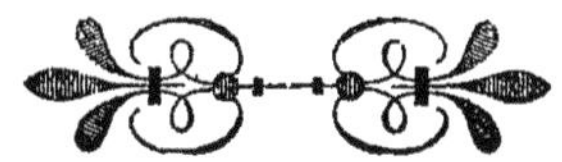

PARIS

TYPOGRAPHIE D'ALEXANDRE LEBON.

Imprimeur des Mairies des 5e et 15e arrondissements,

Rue des Noyers, 9.

1860
1861

PRÉFACE.

Ami lecteur,

Je viens vous entretenir d'une découverte qui intéresse au plus haut point votre santé, cette fleur si délicate de la vie. C'est une arme que je vous apporte pour terrasser cette hydre qu'on nomme *maladie*.

Le *Baunscheidtisme,* ou nouvelle méthode curative, épurée au creuset du temps et de l'expérience, répand ses bienfaits dans presque toutes les parties du monde. L'indifférence ou le doute ont jusqu'ici empéché ce moyen curatif de se propager en France ; s'il s'est montré, c'est avec hésitation et toujours modifié, dénaturé même.

Enfant adoptif de la France, je voudrais initier ma nouvelle patrie à la seule vraie méthode de M. Baunscheidt.

Soldat du progrès et des saines doctrines, mes vœux et mes efforts tendront toujours à propager et à défendre une idée, une découverte utile à l'humanité. Puisse ma faible voix trouver l'écho de vos sympathies et réaliser le bien que je rêve pour vous !

LE RÉVEILLEUR

BAUNSCHEIDTISME

DÉCOUVERTE.

Le 11 juin 1848, la *Gazette de Bonn* (Prusse) contenait un article intéressant sur une découverte récente appelée à jouer un rôle important dans l'art de guérir. Un instrument à fines aiguilles produisant une éruption à la peau, donnait des résultats merveilleux dans le traitement de l'apoplexie après paralysie, des affections rhumatismales, goutte, etc. Le corps médical de l'université de Bonn fut saisi d'admiration en présence d'une pareille découverte. Le conseiller actuel, professeur, docteur Edwtzer, sommité médicale, étudia et expérimenta attentivement l'objet original. Après en avoir constaté les effets salutaires, il ne put s'empêcher de s'écrier : « Voilà l'œuf de Colomb. »

M. Ch. Baunscheidt, mécanicien à Endenich, près Bonn, avantageusement connu par son admirable génie inventif, était signalé comme l'auteur de cette découverte. — L'instrument d'après son action vivifiante sur la peau, était désigné sous le nom de *Dermabioticon*, régénérateur, vivificateur de la peau, réveilleur de la vie, en allemand *Lebenswecker*.

En **1849**, **1850**, jusqu'à **1857**, une multitude de journaux allemands, notamment ceux des bords du Rhin, ensuite les gazettes du Bas-Rhin, de Hambourg, d'Elberfeld, de Cologne, etc., en parlaient successivement de la manière la plus flatteuse, comme d'une méthode curative appelée à devenir le trait d'union entre l'allopathie et l'homœopathie. Toutes ces feuilles citent déjà des guérisons surprenantes dues aux propriétés du Réveilleur.

En conséquence, pour glorifier et immortaliser le nom du digne inventeur de cet instrument, cette nouvelle méthode curative acquit justement la dénomination de *Méthode de Baunscheidt* ou *Baunscheidtisme*.

HISTORIQUE.

L'insecte nommé cousin a été la cause occasionnelle de cette découverte.

M. Baunscheidt raconte qu'un jour, souffrant d'un mal rhumatismal à la main, il était assis à la fenêtre, lorsque plusieurs de ces insectes vinrent se poser sur la partie malade et se mirent à la sucer. Ne pouvant réussir à les chasser, il les laissa tranquillement se livrer à leur travail de succion. Quelques instants après ces insectes s'envolaient saturés de liquide et, coïncidence étrange ! avec leur fuite la douleur diminua sensiblement d'intensité, s'éteignit presque complétement.

M. Baunscheidt, observateur attentif de la nature, fut frappé de ce phénomène. Avide de connaître, il chercha et trouva la cause qui avait opéré en lui ce calme inattendu et merveilleux. Le cousin venait de lui apprendre : *Comment des matières morbifiques accumulées et retenues en un endroit, pouvaient êtres dérivées et éliminées* de la manière la plus simple, la plus naturelle et sans perte de sang.

M. Baunscheidt avait remarqué que les piqûres des cousins avaient pratiqué de fines ouvertures à la peau par lesquelles avait dû s'éliminer la substance morbifique, sans altérer la circulation et ne laissant après elles que de légères tuméfactions rubéfiées ressemblant à la chair de poule.

La cause étant déterminée, M. Baunscheidt n'a eu qu'à reproduire artificiellement les ouvertures pratiquées par les piqûres des cousins ; de là l'invention du Réveilleur.

Les effets produits par ces légères piqûres sont dus simplement à l'activité rehaussée de la peau — Les propriétés fondamentales de l'instrument sont la *dérivation* et *l'élimination*. Immédiatement après les punctures, on remarque sur la peau un accroissement de chaleur, de vitalité ; la circulation devient plus énergique, plus régulière.

Considérant ces effets et partant de ce principe : *Qu'un trouble dans les fonctions de la peau peut devenir la cause prédominante d'une foule de maladies*, je crois devoir donner une analyse succinte de la structure et des fonctions de la peau. Ce rapide aperçu rendra facile et exacte l'intelligence de l'emploi du Réveilleur.

Structure de la peau. — Ses fonctions. — Troubles des fonctions ou causes des maladies.

Structure de la peau.

La peau est sans contredit l'un des principaux organes du corps humain. Elle est non-seulement le siége du toucher mais encore l'organe de l'absorption ou endosmose et de l'élimination ou exosmose.

La peau est une vaste membrane dont la superficie est d'environ 1 mètre 33 décimètres carrés ; elle forme autour de notre corps une espèce de muraille qui nous sépare du monde environnant. La peau est pourvue d'un riche système vasculaire qui dessine dans l'épiderme un réseau bleuâtre. Elle jouit d'une grande vitalité et les agents extérieurs l'impressionnent facilement.

La peau présente trois couches superposées : *l'épiderme*, le *tissu colorant,* et le *derme*.

Épiderme. — L'épiderme n'est qu'une sorte de vernis, mince, transparent, dépourvu d'organisation, qui recouvre la superficie de la peau, et qui, par son peu de perméabilité empêche le passage des liquides, soit du dehors au dedans, soit du dedans au dehors.

Tissu colorant. — Immédiatement au-dessous de l'épiderme se trouve la matière colorante de la peau. Cette matière consiste en un amas de granulations de couleur brune, dont la quantité variable détermine, suivant plusieurs anatomistes, la différence de couleurs entre les diverses races humaines.

Derme. — Le derme forme au-dessous du tissu colorant une troisième couche beaucoup plus épaisse que les deux autres réunies. Cette couche se compose de fibres extrêmement résistantes, et qui se croisent et s'enchevêtrent dans toutes les directions.

Le derme loge et abrite dans sa trame différentes catégories d'organes. Ce sont entre autres les *papilles nerveuses,* les *glandes sudorifères* et les *glandes sébacées.*

Les papilles nerveuses sont de petites éminences coniques qui font saillie à la surface du derme, et dans lesquelles se terminent les dernières ramifications des nerfs de la sensibilité.

Glandes sudorifères. — Ces glandes sont logées dans le tissu cellulaire sous-cutané; elles traversent le derme pour venir s'ouvrir obliquement à la surface de l'épiderme. Leurs orifices sont microscopiques, mais leur nombre est très-considérable, un habile anatomiste prétend que la peau en présenterait au moins 6 à 700,000). La sueur se produit dans des vésicules ou ampoules logées profondément au-dessous de la peau et communiquant au dehors par un petit goulot souvent contourné en spirale.

Glandes sébacées. — Les glandes sébacées habitent l'épaisseur du derme. Elles abondent en certaines régions de la face, comme au front, aux ailes du nez. La matière grasse qu'elles sécrètent lubrifie la peau et lui conserve sa souplesse et son élasticité.

La peau, en outre, offre un véritable réseau d'artères, de veines et de capillaires.

Fonctions de la peau.

La composition anatomique de la peau nous explique ses fonctions.

Nutrition. — La peau est apte à se nourrir par elle-même. Les vaisseaux de toute nature qu'elle possède lui apportent de toutes parts la matière qui doit servir à son entretien, à sa régénération.

Le travail de nutrition de la peau est continu ; ce fait est évidemment démontré par la desquamation continuelle de l'épiderme et par la facilité avec laquelle se répare toute perte de substance.

Sensibilité. — Les nerfs de la peau correspondent intimement avec le cerveau et la moëlle épinière ; ils établissent par conséquent une communication avec le monde physique.

En effet, de même que l'oreille porte à notre perception les vibrations du son. l'œil le rayon, ainsi la peau renseigne-t-elle l'âme sur la température des corps, sur leur forme, leur volume, etc., etc.

Comme organe de la sensibilité la peau est une source de sensations multiples dont la perception initie l'âme aux diverses phases de la vie humaine. Les sensations sont agréables ou désagréables. En raison même de leur nature et de l'influence qu'elles exercent sur l'âme, ne peuvent-elles pas faire naître dans le cerveau une idée qui, fécondée, deviendra bientôt une sublime production, une découverte qui étonnera le monde?

Respiration cutanée. — La peau forme une périphérie de un demi mètre carré et se trouve en contact direct avec l'air ambiant.

Cet air qui enveloppe la peau, a une grande affinité pour l'eau qu'il absorbe en grande quantité sous forme de vapeurs. Cette propriété absorbante de l'air ambiant nous explique comment une grande quantité de molécules peuvent être éliminées par la peau sous forme liquide et sous forme de gaz ou de vapeurs.

La respiration est une fonction qui a pour siége les poumons, et par laquelle l'excès d'acide carbonique contenu dans le sang se trouve rejeté au dehors et remplacé par une quantité correspondante d'oxigène emprunté à l'air atmosphérique. C'est un simple phénomène d'échange qui pourrait s'exercer sur tous les points de la surface de notre corps qui se trouvent en contact avec l'air; il est parfaitement établi du reste que nous respirons par la peau, et l'on a même cal-

culé que la respiration cutanée était à la respiration pulmonaire comme 1 est à 70.

Pour cette raison, la peau peut être considérée comme un
second organe respiratoire, et par là même comme un organe essentiel; sa grande signification est dès lors facile à
comprendre.

Sécrétions. — Il y a une différence notable entre les poumons et la peau, relativement aux matières excrétées. La
peau n'excrète ordinairement que de l'eau, des acides (sels)
et certaines matières organiques, tandis que dans les poumons
domine l'échange des gaz.

Il est bon de faire observer qu'en général ces matières ne
sont pas éliminées par la peau sous forme liquide mais plutôt
sous forme de vapeurs. Aussi ne désigne-t-on ce phénomène
que comme une *évaporation cutanée imperceptible.*

A côté de cette sécrétion invisible, il en est une autre visible et qui s'opère par les capillaires : c'est la sécrétion de la
sueur et de la matière grasse. Quoique la composition de la
sueur diffère sous bien des rapports de l'évaporation invisible, il est néanmoins impossible d'en déterminer rigoureu-
sement les différences. En effet, si nous soumettons l'une à
l'analyse, une partie de l'autre vient toujours par son immixtion
troubler l'observation. Ce qui est certain, c'est que la sueur
n'est qu'une combinaison d'eau, d'épiderme mort et de corps
solidifiés, comme sels, graisse et acides fusibles.

Un fait plus important que toute analyse chimique, c'est
la quantité de matières éliminées par la peau en vingt-quatre
heures : elle nous donne une moyenne de 1 kilogramme.
Cette quantité diffère cependant, et cela dépend de l'état hy-

grométrique de l'air environnant, de la surface du corps et de son mouvement.

La circulation exerce aussi une grande influence sur la peau. La sécrétion de la peau est proportionnée au degré d'énergie de la circulation.

Une élévation de température, un exercice violent provoquent non-seulement une production abondante de sueur, mais encore un accroissement d'évaporation invisible.

Les sécrétions sont encore augmentées' par les boissons.

Troubles des fonctions de la peau ou causes des maladies.

Les matières sécrétées représentent environ 1 soixantième du poids du corps. Il est évident que la suppression totale ou partielle d'une sécrétion si abondante ne peut s'effectuer sans provoquer dans l'organisme les accidents les plus graves. Toutes les fois que sur des animaux on a essayé de supprimer les fonctions de la peau, la mort a été la conséquence plus ou moins prochaine de cette tentative. Les lapins survivent de trois à six jours à cette suppression; les grenouilles succombent plus promptement.

La température du corps ou chaleur animale se maintient toujours à peu près constante au milieu des continuelles variations de chaleur et de froid qui se manifestent autour de nous. Cette chaleur animale est en grande partie le résultat des différentes combustions qui ont lieu dans nos tissus. Ces combustions deviennent impossibles sans l'oxigène, son aliment indispensable. Du moment que la respiration cutanée est anéantie, la température du corps baisse graduellement, et descend jusqu'à **18** degrés environ au-dessous de la normale. Les animaux périssent par l'asphyxie; les cadavres renferment un sang liquide qui se coagule cependant au contact de l'air; les poumons et d'autres organes internes sont dans un état de congestion.

Chez l'homme, une suppression complète de l'évaporation cutanée n'a pu être soumise à l'observation. Néanmoins, tous les jours on reconnaît et l'on étudie les maladies comme conséquences d'une suppression partielle ou d'un trouble des fonctions de la peau en général.

. Toutes ces maladies sont désignées sous le nom de *rhumatismes*. Elles contiennent non-seulement les affections causées directement par le refroidissement, mais aussi celles dont les causes peuvent être différentes et qui, presque toujours, peuvent être attribuées à des influences atmosphériques.

Les premières, comme formes plus spécifiques, portent les noms de *rhumatisme articulaire, rhumatisme musculaire, rhumatisme aigu*. On désigne les dernières par leur nom caractéristique auquel on ajoute l'adjectif *rhumatismal*, par exemple : *inflammation rhumatismale, — paralysie rhumatismale*, etc.

Les maladies qui proviennent des troubles dans les fonctions de la peau sont nombreuses et revêtent diverses formes; elles sont tantôt *locales*, tantôt *générales*.

Les maladies locales dues au refroidissement offrent divers caractères.

Le mal rhumastimal attaque et envahit presque subitement la partie du corps exposée à l'influence pernicieuse du refroidissement. Une personne qui après une longue excursion s'était reposée sur un gazon humide, est atteinte d'un ischias ou d'une paralysie des extrémités inférieures.

Celui qui s'expose à un courant d'air à une fenêtre ouverte, se verra subitement frappé d'une parésie faciale; un autre, en se découvrant la tête ou en se faisant couper les cheveux par un temps défavorable, s'attirera une névralgie occipitale.

Ne voit-on pas journellement survenir un mal rhumatismal de dents au moment du contact des dents avec un liquide froid ou un courant d'air pénétrant dans la bouche? On a observé des convulsions brachiales provoquées par le contact seul avec la terre humide, sur des individus qui travaillaient dans les champs.

Quand les troubles des fonctions de la peau s'étendent aux vaisseaux cutanés, les maladies qui s'en suivent prennent le caractère inflammatoire.

Les maladies de la nature des panaris, perniones, etc., s'attaquent principalement aux endroits richement pourvus de nerfs et subitement exposés au froid, tels que les bouts des doigts, des pieds, du nez, des oreilles. C'est ainsi que l'on voit se déclarer les maladies inflammatoires du périoste aux parties où l'os n'est recouvert que de la peau, comme aux articulations, à la surface antérieure du tibia, etc.

Lorsque l'influence externe atteint les vaisseaux lymphatiques de la peau, il surgit une maladie qui ressemble à l'inflammation cutanée, quoique ici les lymphes jouent le principal rôle. Il survient en outre des engorgements et des inflammations rosaces, tels que phlegmasies, érysipèles, etc., produits par la stagnation des sèves due à l'inactivité des vaisseaux lymphatiques.

Outre ces maladies locales occasionnées par des influences externes sur la peau, il en est d'autres, dans lesquelles les troubles des fonctions de la peau se réflétant sur d'autres organes, y occasionnent les suites les plus fâcheuses.

Ainsi le cou dénudé est suivi de catarrhe, l'abdomen de diarrhée. On voit des individus qui par un refroidissement général ou local sont atteints de catarrhe, de rhume de cerveau, de diarrhée, de pleurésie ou de maux de dents, etc. C'est un fait notoire qu'un refroidissement local des pieds par l'humidité peut provoquer dans différents organes du corps différentes maladies.

Il est avéré qu'une suppression des règles à la période de leur flux peut aussi bien être occasionnée par un refroidissement local que général. Des pédiluves froids ont souvent été suivis de paralysie, etc.

De ces faits il résulte évidemment qu'une répercussion aux organes internes des troubles de la peau peut avoir lieu, et y déterminer une maladie, soit par sympathie, soit par le dépôt de matières morbifiques mêlées au sang.

Dans bien des cas et surtout dans les maladies sympathiques, une simple irritation de la peau suffit pour faire disparaître les symptômes principaux. Dans d'autres cas, une irritation seule de la peau ne suffit pas; il faut arriver à une élimination de matières morbifiques maintenues dans le sang. *Cette élimination se fait le plus efficacement et sans danger à la surface de la peau.*

Les maladies les plus fréquentes occasionnées par la suppression partielle ou générale des fonctions de la peau sont les diverses formes des rhumatismes. Aucune maladie ne démontre aussi nettement l'importance de la peau que les maladies subites de rhumatisme articulaire aigu, après refroidissement. Le cours de cette maladie prouve jusqu'à l'évidence que des substances nuisibles circulent avec le sang. En effet, on remarque d'abord des symptômes fiévreux généraux, ensuite des dépôts qui se limitent à certains organes d'une structure anatomique spéciale, tels que les articulations.

Ces symptômes parcourent tantôt un seul, tantôt plusieurs membres ou articulations; ils ne se propagent à l'intérieur et à des organes d'une certaine analogie dans leur structure, que quand leur terminaison rencontre à la superficie des obstacles sérieux. Mais dès que des sueurs surabondantes, des urines sédimenteuses surviennent, ces symptômes disparaissent, et la guérison s'opère.

Tout ceci prouve que des substances morbifiques ont été mêlées au sang.

Une preuve plus palpable encore nous est fournie par cette variété de rhumatisme dont la cause première n'a pas été célée par un état aigu, fiévreux, mais où un rhumatisme articulaire ou musculaire, non accompagné de fièvre, a été la conséquence d'un refroidissement.

Le rhumatisme se termine dans les cas légers par une transpiration plus ou moins abondante. Très-souvent ces douleurs vagues, nomades, deviennent stationnaires; elles sont plus ou moins profondes, tantôt accompagnées d'un sentiment de fatigue, tantôt jointes à une raideur des muscles; elles prennent quelquefois le caractère névralgique et affectent le malade à un haut degré.

Un fait important, caractéristique, c'est que dans toutes ces variétés de rhumatismes aucun dépôt vasculaire n'a pu être positivement signalé ; néanmoins, on observait souvent une exsudation permanente. Cette forme est généralement connue sous le nom de *rhumatisme chronique*, qui cependant peut se transformer en *goutte*.

Les fièvres intermittentes et le tétanos viennent encore à l'appui de nos assertions pour démontrer quelle influence peut avoir sur l'homme la suppression des fonctions de la peau.

Souvent, il est vrai, on attribue la fièvre intermittente à certains miasmes, ce qui peut être admis en partie ; mais d'un autre côté on ne saurait nier que cette maladie survient aussi fréquemment à la suite d'un refroidissement.

Pour prouver cette dernière assertion, il suffit de dire qu'on a constaté que la fièvre règne principalement dans les plaines basses et humides qui, sous l'influence des rayons solaires, dégagent une grande quantité de vapeurs aqueuses qui retombent avec le coucher du soleil.

Les fonctions normales de la peau ne pouvant s'effectuer dans ces circonstances défavorables, il est parfaitement admissible que certaines natures prédisposées puissent conséquemment être atteintes de fièvres pouvant devenir pernicieuses par un séjour prolongé.

Il est constant aussi que le tétanos se développe fréquemment dans les climats chauds, ainsi que pendant les chaleurs de l'été.

Cela prouve encore combien *une suppression des fonctions de la peau peut influencer la fonction des nerfs.*

Après ce rapide aperçu, revenons au Lebenswerker (Réveilleur) et à son action sur la peau.

RÉVEILLEUR.

Construction. — Application. — Symptômes. — Effets.

Construction du Réveilleur.

Le Réveilleur est un appareil composé d'un cylindre creux en ébène ; l'intérieur du cylindre ou chambre d'action renferme un disque métallique muni de trente à trente-cinq aiguilles extrêmement fines ; le disque est adapté à un ressort spiral qui se termine à une extrémité du cylindre par une poignée servant à tirer, à tendre le ressort ; l'autre extrémité du cylindre est surmontée d'un couvercle que l'on peut dévisser.

Les figures ci-jointes feront parfaitement comprendre la composition et le jeu du Réveilleur.

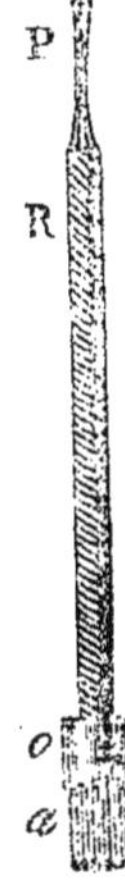

FIGURE 1. Elle renferme le disque (o) armé de ses aiguilles (a), son ressort (R) et sa poignée (P). C'est à proprement parler la partie efficace, essentielle de l'instrument.

2

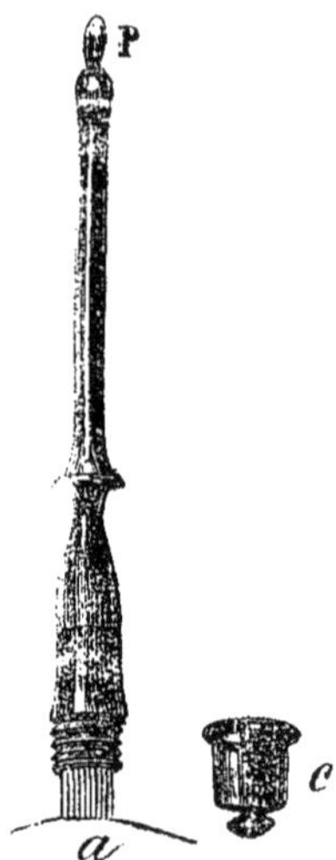

Figure 2. Elle représente l'instrument complet, dans son état de repos; le couvercle (*c*) enlevé laisse apercevoir les aiguilles (*a*); la poignée (P) se montre à l'extrémité opposée.

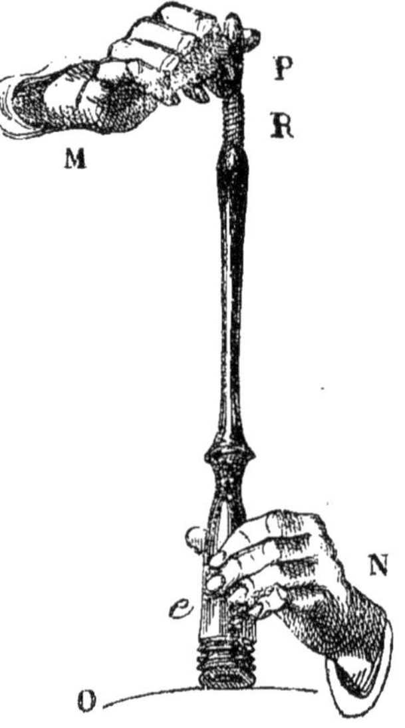

Figure 3. Elle représente le Réveilleur sans couvercle, au moment de l'application; le ressort (R) est tendu, les aiguilles sont dans la chambre d'action, prêtes à retomber sur la peau.

Mode d'application.

L'application de l'instrument est très-simple. Lorsque le

couvercle est dévissé, on place l'orifice du Réveilleur sur la partie (O) qu'on veut puncturer (fig. 3) et on le maintient fixé de la main gauche (N). Cela fait, on lâche promptement le ressort qu'avait préalablemeut tiré la main droite (M) pour éviter tout contact des aiguilles avec la peau avant l'application.

La pénétration des aiguilles est proportionnée à la tension du ressort ; la poignée ne doit jamais être tirée au delà de cinq centimètres ; sa moyenne est de deux à quatre centimètres. D'ailleurs la main sera l'appréciateur et le régulateur le plus simple et le plus sûr de cette traction.

Après chaque application, surtout si l'instrument doit servir à une nouvelle personne, on fera bien de nettoyer soigneusement et de frotter les aiguilles avec le duvet d'une plume enduite d'huile Baunscheidt, pour éviter le transport de matières morbifiques.

Pour éviter toute inoculation possible, il serait même prudent que chaque malade ne se servît que de son propre instrument ou n'empruntât que celui de personnes dont la maladie ne présenterait aucun caractère suspect.

L'application ne doit pas avoir lieu *directement.* Souvent la position, la structure de l'organe malade ne se prête pas à une application directe. Un fait curieux, c'est qu'une application *indirecte* provoque une réaction dans la partie malade. Ainsi, les congestions cérébrales disparaissent aussitôt que le Réveilleur est appliqué à la plante des pieds et des mollets. Comment expliquer ce phénomène ?

Cette affinité de l'organe malade et de la partie puncturée, cette transmission de l'action du Réveilleur, trouve son explication dans le système vasculaire et nerveux.

Cette correspondance des organes est désignée sous le nom de *continuité*. L'action qui s'opère par voie de continuité est une action sympathique; l'application directe provoquera une action directe.

La composition de l'instrument peut paraître effrayante aux personnes craintives, aux natures délicates; mais qu'elles se rassurent, le Réveilleur n'offre aucun danger. Les punctures produisent une sensation pareille à celle d'un léger coup de brosse appliqué sur la peau.

Symptômes.

Immédiatement après l'application du Réveilleur, une tuméfaction se déclare, les parties puncturées sè rubéfient, s'étendent; la peau se couvre de petites éruptions de la grandeur d'une tête d'épingle à celle d'une lentille. Le volume et la durée de ces éruptions, leur rubéfaction, sont variables, selon le degré de vitalité des individus. Ces éruptions sont pour ainsi dire en raison inverse de la santé. Ainsi, chez les personnes malades, elles apparaissent et se développent promptement, atteignant leur maximum de volume; chez l'individu bien portant, leur apparition et leur fuite sont très-rapides; le développement est peu considérable. Chez les personnes faibles, délicates, dont l'énergie vitale des organes est émoussée et se prête peu aux réactions, ces éruptions ne se produisent que lentement et se développent peu.

Ces éruptions sont de nature érythémateuse et ressemblent beaucoup à celles produites par les piqûres des cousins. Elles sont le résultat de l'affluence du sang aux parties puncturées ; cette affluence à son tour est provoquée par l'action stimulante, irritante des punctures.

Cette irritation, qui doit être considérée comme le premier moteur, la cause première des phénomènes précédents, est due aux lésions mécaniques et inoffensives des nerfs par le Réveilleur. Cette irritation se produit non-seulement sur l'épiderme, mais encore dans l'intérieur du derme et des organes inférieurs; en général, elle est proportionnée à la pénétration des aiguilles.

Ces éruptions, sous l'influence de l'irritation, se traduisent par une sécrétion ou élimination d'une matière épaisse, de couleur pâle, jaunâtre, apparaissant ordinairement le 2e ou le 3e jour après l'application.

Cette matière sécrétée est-elle réellement du pus ou simplement de la lymphe? La question est encore pendante. L'occasion et le temps m'ayant manqué pour des observations microscopiques et chimiques concluantes, je ne chercherai pas pour le moment à la résoudre.

On a remarqué que la rougeur des éruptions et des petites vésicules qui se forment quelquefois à leur surface, disparaissent sous la pression du doigt. Cette particularité a fait naître un doute sur la nature des sécrétions. Ce phénomène est une preuve que nous n'avons pas affaire à une inflammation réelle ou phlogose, car dans celle-ci il y a une stase complète des globules du sang dans les capillaires. Or, l'accumulation de ces globules détermine la rougeur inflammatoire, qui ne disparaît pas sous la pression du doigt ; en outre, l'inflammation seule produit le pus. Le doute est donc bien fondé, et l'on serait autorisé ici à n'admettre qu'une sous-phlogose. Dans certains cas, avons-nous dit, on voit surgir de petites vésicules sur les éruptions. Ces vésicules sont pleines de la matière en litige. Il n'est pas constant que cette matière purulente ou lymphatique devienne toujours visible; souvent elle se dessèche sous forme de petites croûtes qui se renouvellent après avoir été détachées.

C'est le cinquième, le sixième et le septième jour qu'a lieu la desquamation de l'épiderme, et que les papules, se desséchant avec la matière qu'elles contenaient, forment de petites croûtes, qui, diminuant progressivement, disparaissent ordinairement le dixième jour.

Effets du Réveilleur.

Le Réveilleur a pour but fondamental de substituer le mouvement à l'inertie des organes par la dérivation et l'élimination des matières morbifiques. Sous l'action stimulante du Réveilleur, l'organisme retrouve l'équilibre de ses forces vitales et l'harmonie de ses fonctions.

La peau avec ses fonctions constitue un des organes principaux, essentiels de la vie. La peau est au corps humain ce que l'écorce est à l'arbre. Tant que l'écorce du chêne est intacte, il pousse des boutons et des feuilles, le cœur de l'arbre serait-il desséché; mais l'écorce est-elle entamée, l'arbre meurt à vue d'œil. Un phénomène analogue se présente dans les altérations de la peau ou dans les troubles de ses fonctions.

Les piqûres légères, indolores, faites à la peau par le Réveilleur, sont autant d'ouvertures imperceptibles, de pores artificiels, fournissant une issue simple, naturelle, à la matière morbifique accumulée dans les parties malades, par suite d'une altération des forces vitales de la peau.

La tendance et la haute signification du Réveilleur sont ici faciles à saisir. En général, l'expulsion des matières morbifiqnes se fait indirectement, c'est-à-dire par des agents internes, moyens bien incertains pouvant amener des perturbations sérieuses dans l'organisme. Le Réveilleur procède d'une manière diamétralement opposée : il retire directement les matières morbifiques de l'endroit où elles se sont accumulées.

Le Réveilleur a une supériorité immense sur tous les moyens curatifs ; il renferme en lui pour ainsi dire une pharmacie complète: En effet, *il excite, il réchauffe, vivifie, dérive, régularise* la circulation, etc., etc.

Il se montre surtout d'une efficacité instantanée dans les cas où la science médicale actuelle est impuissante, malgré ses innombrables moyens d'action.

Le Réveilleur anéantit les saignées, les scarifications, les ventouses, les sangsues, le fer rouge, les moxas, les vésicatoires, etc., etc.

Huile de Baunsc eidt (Oleum Baunscheidtii).

La piqûre du cousin, avons-nous dit, avait amené l'inventeur à la construction du Réveilleur. Mais le cousin ne se borne pas à piquer la peau; il dépose dans ses piqûres un liquide particulier dont M. Baunscheidt avait ressenti les effets salutaires. Ce liquide tuméfiant maintient les piqûres béantes, provoque une légère irritation sur la peau et contribue ainsi à expulser la matière morbifique.

M. Baunscheidt devait conséquemment, pour compléter sa découverte, chercher à imiter ce liquide et à obtenir des résultats identiques à ceux qu'il avait constatés sur sa personne.

Sans recourir à la science de la matière médicale et en cherchant plutôt sur la voie pratique, il parvint parfaitement au terme de ses recherches : la composition de l'huile trouvée remplit dans toute son étendue le but proposé.

Elle sert à enduire chaque piqûre, ce qu'on fait à l'aide d'un pinceau ou d'une plume.

La composition de l'huile repose sur une base sinapisée, et il n'y a entre *aucune substance nuisible ou vénéneuse*, comme le croton, la cantharide, le tartre stibié, etc., etc.

L'action de cette huile est légèrement rubéfiante; elle se manifeste comme celle de la piqûre du cousin par une légère cuisson et tuméfaction milliaire à la peau aux endroits piqués.

Suivant que les corps sont plus ou moins sains, son effet est plus ou moins apparent; il y a corrélation entre les effets de l'huile et les divers états des corps malades.

L'onction faite, il se déclare une turgescence instantanée; la peau se rubéfie, s'échauffe, se tend et fait ressentir au malade une légère démangeaison. Une réaction plus ou moins prononcée se manifeste dans l'économie entière, comme si le malade était transporté dans un climat plus chaud, etc.

RÈGLES GÉNÉRALES SUR L'APPLICATION.

1. — Le dos étant considéré comme le siége de toute maladie dangereuse, c'est par lui que doit commencer toute opération, afin de faire disparaître la cause première de toute maladie. En conséquence, on opère d'abord le long de la colonne vertébrale, à sa droite et à sa gauche.

2. — La matière morbifique s'éliminant de préférence dans le dos entre les deux omoplates, on y fait selon la gravité du mal et selon la vigueur de l'individu, 40 à 60 punctures à l'aide de l'instrument.

3. — L'opération faite, on enduit d'huile, à l'aide d'une plume ou d'un petit pinceau, chaque puncture, et après que l'huile a suffisamment pénétré pour qu'elle ne puisse être enlevée par les habits, le malade peut s'habiller et n'a qu'à attendre le résultat.

4. — On peut hâter la guérison en vidant avec une épingle, ou par le frottement et la pression, les petites vésicules ou pustules, qui ordinairement paraissent le deuxième ou le troisième jour. Ceci n'est pas absolument indispensable.

5. Si, au bout de quelques jours, la douleur n'a pas disparue, ou si elle s'est concentrée en un seul point, on n'a qu'à attendre la guérision de l'éruption ; ce qui a lieu ordinairement les huit à dix premiers jours. On recommencera alors une deuxième application un peu plus marquée ; cette nouvelle opération suffit dans la plupart des cas légers de maladie.

6. — Dans les maladies chroniques et opiniâtres, les ap-

plications doivent se succéder à des intervalles de dix jours
jusqu'au résultat définitif et complet. Il est rare, même dans les
maladies les plus tenaces, qu'une cure dépasse quatre à six
mois.

7. — La température du corps étant rehaussée par l'action des punctures, toute humidité et courants d'air deviennent nuisibles et entravent. compromettent même sa guérison.

Il est donc indispensable que le malade évite tout travail à
l'eau froide, le séjour dans les endroits humides, caves, etc.;
il serait même prudent de reculer d'une heure les ablutions
du matin. En un mot, pendant les trois premiers jours de l'application du Réveilleur, le malade doit chercher à se préserver de toutes les causes étrangères qui pourraient avoir une
influence funeste sur sa guérison.

8. — Le malade, du reste, n'a nullement à modifier sa
manière de vivre et ses habitudes. Une pareille dérogation,
dit M. Baunscheidt, occasionnerait souvent dans l'organisme
un changement qui, la plupart du temps, éloignerait, empêche-
rait même le résultat désiré. Néanmoins, j'ai pu observer
qu'en suivant un régime et une alimentation conformes aux
individualités et tempéraments, les résultats, dans certains
cas spéciaux, sont toujours plus prompts et plus salutaires. A
ce sujet on fera donc bien de s'en rapporter toujours à l'opinion d'un médecin qui, selon les tempéraments sanguin ou
lymphatique, bilieux, mélancolique ou nerveux, saura mieux
indiquer le choix de l'alimentation, boisson, exercice, etc.,

qui le plus souvent jouent un rôle si important dans notre état de santé ou de maladie. (Obs. de l'Auteur.)

9. — Aux natures craintives et délicates je me bornerai à dire que l'application de l'instrument ne devient jamais nuisible et qu'on l'emploie même chez l'enfant au sein.

10. — La répétition de l'application aux termes de dix jours ne doit pas étonner; selon mes propres observations, l'action des punctures se prolonge jusqu'à ce terme.

11. L'action des punctures devient plus énergique, si l'on recouvre de ouate les parties puncturées, pour les préserver de toute influence atmosphérique.

12. Le malade ne doit aucunement s'inquiéter des manifestations quelconques qui quelquefois suivent les punctures les premiers trois jours. Une légère exacerbation fiévreuse, une soif augmentée, une éruption d'humeurs d'un caractère différent, selon l'individualité et le caractère du mal, une inflammation passagère, certains suintements, des démangeaisons, etc., sont les principaux symptômes qui, lorsqu'ils surviennent, doivent être considérés comme des crises salutaires; ils disparaissent ordinairement le troisième jour.

L'application aux jarrets ainsi qu'aux reins, aux parties internes des cuisses, au ventre et au périné se répercute presque toujours vers les parties sexuelles, principalement chez l'homme. Souvent chez des hypocondres, dont l'état était lié à un embarras de la vessie ou des parties pudiques, j'ai vu survenir par ces voies un progrès rapide de guérison.

APPLICATION SPÉCIALE.

Cas légers de maladie.

1. ***Rhumatismes*** du *cou,* des *bras,* des *jambes,* des *épaules,* du *dos* et de *la région de la colonne vertébrale.*

Dans ces cas, l'application de l'instrument doit avoir lieu partout où il y a mal, en punctures plus ou moins multipliées, selon l'intensité de la douleur.

Si le rhumatisme n'est pas accompagné de fièvre, le malade, au bout de cinq minutes, se verra délivré de ses douleurs ; cet effet merveilleux, cette guérison instantanée lui donnera une idée de l'efficacité de la méthode.

2. — ***Maux de dents.*** — Selon l'intensité du mal, faites les punctures d'abord sur la nuque et un peu entre les deux épaules ; ensuite un ou deux points derrière l'oreille, du côté du mal ; induisez les marques d'huile et vous verrez disparaître le mal instantanément, ou diminuer graduellement jusqu'à sa disparition.

Il est rare de le voir reparaître vers minuit et encore ne dure-t-il le plus souvent que quelques minutes, pour s'éteindre complètement.

Dans bien des cas, un ou deux points derrière l'oreille du côté souffrant suffisent pour enlever la douleur.

Les douleurs se portent-elles aux deux côtés de la face, l'application doit nécessairement avoir lieu, non-seulement à la nuque et au dos, mais encore derrière les deux oreilles.

Le deuxième jour après l'application, le malade verra les oreilles s'enfler un peu et rougir ; il apercevra aussi une sécrétion humide à la place piquée ; ces symptômes ne doivent pas lui inspirer la moindre inquiétude ; ils disparaissent avec le troisième jour et ne laissent aucun vestige.

Si le mal de dents résiste aux punctures, ce qui est bien rare, on devra chercher la cause de cette résistance dans un rhumatisme général ou une carie profonde ; dans ce cas, le traite.nent exige un peu de persévérance.

3. — *Maux d'oreilles.* — Même application que dans le cas précédent ; le résultat est aussi le même : soulagement prompt et sûr.

4. — *Maux de tête* (névralgie, migraines).

Application un peu prononcée sur les vertèbres cervicales de la nuque et en descendant vers le dos ; un ou deux points derrière chaque oreille ; enduire d'huile.

Avec une bonne application, le mal disparaît presque toujours.

5. — *Raideur des articulations et torpeur des muscles.* — Forte application sur les tendons fléchisseurs et muscles ; huile sur les punctures. Les articulations et les muscles recouvreront bientôt leur souplesse, leur élasticité primitive, naturelle.

6. — *Crampes aux mollets.* — Cinq à huit points sur la douleur, même sans l'huile, les font disparaître au bout de dix minutes.

7. — *Crampes des doigts* (crampes des écrivains). — Selon l'ancienneté du mal, le traitement peut s'étendre à plusieurs mois et exige l'application du dos (voyez cas légers 1 et 2), ensuite celle du bras jusqu'au coude.

Dans un cas *aigu* et *récent*, le plus souvent une application du bras suffit.

8. — *Insomnie.* — Application du dos entre les deux omoplates et sur les épaules.

Jamais un cas d'insomnie n'a défié ma méthode, même chez les individus qui y étaient sujets depuis dix ans.

9. — *Vers intestinaux* (ascarides). — Dix à quinze points serrés autour du nombril, bien enduits d'huile, les font partir au bout de vingt-quatre heures.

10. — *Hypocondrie* (hystérie des femmes). — Application abondante du Réveilleur avec huile dans toute la largeur du dos, sur l'estomac et l'abdomen. La guérison est souvent surprenante.

11. — *Marques après brûlures.* — Leur disparition a été jugée jusqu'ici impossible ; néanmoins les punctures directes et souvent répétées les effacent presque complétement. Les marques superficielles disparaissent au bout de quelques applications.

12. — *Engorgement des glandes* (tuméfaction, scrofules).— Leur traitement exige une attention particulière et une grande expérience. On ne saurait arriver à de bons résultats que « sous la direction de l'homme de l'art parfaitement initié à « ma méthode. »

13. — *Dartres de toute nature* (sèches ou humides). — Il est avéré que la suppression des humeurs et des sécrétions dans les affections dartreuses peut occasionner de graves

maladies. Cependant en suivant ma méthode, en s'aidant de mon instrument, la guérison des dartres est prompte et sans conséquence fâcheuse. Une instruction spéciale est nécessaire suivant la nature des dartres.

14. — *Gale rentrée.* — Application du dos et de l'épigastre, répétée au besoin après dix jours, jusqu'à complète guérison. Je ferai observer que la gale guérie par ma méthode n'occasionne jamais de maladies consécutives, comme le font souvent les guérisons par divers onguents. — Les onguents ne font souvent que réprimer la gale. Aussi qu'arrive-t-il? Après dix ou vingt ans, elle devient dans l'organisme la cause de troubles qui ne cessent qu'avec la mort.

15.—*Rougeole, fièvre milliaire, urticaria, et en général les maladies éruptives* de la peau.—L'application de l'instrument comme au n° 14 appelle et fixe l'éruption à la surface de la peau. La guérison devient alors prompte et sûre.

. 16. —*Grippe.* — Cette maladie, conséquence si fréquente des subites variations atmosphériques, cède le plus souvent à une application abondante du Réveilleur, d'après le mode indiqué au n° 14.

17. —*Esquinancie*, enrouement et douleurs de la gorge.— Pourvu que le siége du mal ne se trouve pas dans l'abdomen, la guérison est obtenue par l'application du dos et quelques points des deux côtés du larynx.

18.—*Toux rhumatismale.*—Cessation prompte par l'application du dos entre les omoplates et sur les épaules; en même temps punctures abondantes sur l'estomac et le ventre,

19. — *Coqueluche des enfants.* — Cette maladie si inquiétante pour les parents, et qui est une cause fréquente des hernies et souvent de la mort, cède promptement à l'application abondante faite sur le dos et le ventre.

Une application se montre-t-elle insuffisante, une seconde, répétée après dix jours sur le ventre, et une dizaine de points sur la poitrine, feront disparaître le mal.

L'opinion générale des médecins et des pharmaciens de notre pays est que cette toux doit régner pendant dix-neuf semaines, avant qu'une guérison possible vienne la détrôner. Ce laps de temps me paraît suffisant pour la voir s'évanouir d'elle-même et sans médicaments !

20. — *Rhume de cerveau.* — Quelques points sur la nuque et un derrière chaque oreille rétablissent le cerveau dans son état normal.

21. — *Inflammation rhumatismale des yeux.* — Un seul point derrière chaque oreille fait disparaître le mal.

Le caractère du mal présente-t-il cependant quelque doute, il est indispensable de se conformer à ce qui est dit au numéro **12**.

22. — *Affections d'estomac, digestions difficiles, flatuosités, coliques, etc., de source rhumatismale.* — Ces affections cèdent instantanément à une application abondante du dos et de l'épigastre.

23. — *Diarrhée par suite de refroidissement.* — Elle cesse par une seule application du Réveilleur et l'emploi de l'huile; punctures abondantes sur le ventre.

24. — *Catarrhe de la vessie.* — Puncture sur le bas-ventre, sur le dos et sur la partie des reins. Il est bon de recouvrir ces parties avec de la ouate qu'on renouvelle chaque matin.

25. — *Colique intestinale.* — Quelles que soient les causes qui l'ont provoquée, elle cède immédiatement aux punctures abondantes de l'instrument avec l'huile sur l'épigastre. L'application du dos, faite en même temps, prévient le retour de cette colique.

26. — *Torpeur, engourdissement des extrémités des membres.* — Elle disparaît par la puncture directe de ces membres, même sans huile. La cause réside-t-elle dans une diminution des forces vitales, on fera bien d'employer aussi les punctures dans le dos.

27. — *Cauchemar.* — Cet état pathologique dont la cause n'est qu'une stagnation spasmodique de la circulation, disparaît par une seule application du dos et de l'estomac.

28. — *Vomissements.* — Ils cèdent à une forte application sur la région de l'estomac, du ventre et des mollets.

29. — *Couperose et boutons au front et au visage.* Application plus ou moins abondante du dos et de l'abdomen. Dans les cas opiniâtres, répétition et punctures légères sur le foyer des éruptions.

30. *Grain d'orge.* (Hordeolum). — C'est une petite tumeur circonscrite des palpèbres. Un point derrière l'oreille, du côté du mal, la dissout.

31. — *Crampe spasmodique de la bouche.* — Quatre à six points vigoureux sur l'os maxillaire permet bientôt après d'ouvrir la bouche.

32. — *Fièvre intermittente.* — Cette fièvre, si fréquente dans les basses plaines et les pays marécageux, a pour traitement ordinaire la quinine et les préparations arsénicales. Cette médication provoque le plus souvent des maladies consécutives d'une extrême gravité. Tout en évitant ce terrible écueil, mon instrument guérit radicalement les fièvres de cette nature, même les plus opiniâtres.

Application au dos sur une large échelle, le long de la colonne, entre les omoplates et sur les épaules; selon la constitution, quarante à soixante punctures; en même temps, punctures abondantes sur l'estomac et tout l'abdomen, ainsi que sur la région de la rate, au côté gauche; bien enduire d'huile.

Par précaution, on répète l'application après quinze jours. Aux enfants on fait une légère application.

33. — *Ventosités.* — Conséquence ordinaire de la constipation habituelle, ces ventosités disparaissent si, dans l'intervalle de quinze jours, on a soin de renouveler plusieurs fois l'application indiquée au numéro 25.

34. — *Atonie des intestins.* (Relâchements). — L'atonie exige un traitement prolongé et l'observation constante des intervalles indiqués pour les applications.

Punctures au ventre et au dos.

35. — *Atonie du foie.* — Applications au dos et punctures directes sur le côté droit, répétées selon la durée du mal.

36. — *Atonie des reins.* — Application directe sur ces régions, jointe à celle du dos, des deux côtés de la colonne.

37. — *Atonie de la rate.* — Application directe sur cet organe et au dos. Le mal est-il devenu la cause de l'hypocondrie et de la mélancolie. (Voir au numéro 10, cas légers.)

38. — *Mal de mer.* — Une foule de témoignages me persuadent que mon instrument n'a pas, dans ce cas-ci, manqué son effet et trompé mes espérances.

Les personnes qui ont demandé au Réveilleur un terme à leurs souffrances, ont vu, avec étonnement, leur mal se calmer et s'évanouir sous l'influence bienfaisante de mon instrument ; aussi le considèrent-elles comme le seul préservatif du mal de mer.

Application abondante au dos et à l'abdomen et dans quelques cas rares, application aux mollets.

39. — *Cardialgie, aigreur de l'estomac.* — Six à huit points du Réveilleur amènent la cessation du mal contre lequel une multitude de préparations pharmaceutiques restent sans aucun effet.

40. — *Névralgie de la face* (tic douloureux). — Application au dos, à la nuque et derrière les oreilles ainsi que sur le parcours des ramifications du nerf trigéminal, cause de cette maladie faciale.

En conséquence, les punctures devront avoir lieu au-dessous et à côté du lobe de l'oreille, à la tempe, à proximité de la base du nez, excepté sur le nez même ; sans cette dernière précaution on y verrait surgir une rougeur très-persistante, tandis qu'à toute autre place les marques ne laissent absolument aucune trace.

Maladies graves.

1. — *Fièvre nerveuse, muqueuse, typhoïde.* — Application abondante tout le long de la colonne vertébrale en commençant à la nuque ; bien enduire d'huile. Application aux mollets et à la plante des pieds.

L'amélioration progresse d'heure en heure.

2. — *Fièvre cérébrale.* — Même application que la précédente.

L'attention principale doit être portée aux pieds : la chaleur surabondante qui s'y développe par une application abondante et vigoureuse diminue et dérive rapidement la congestion.

3. — *Fièvre bilieuse.* — Elle est provoquée par un embarras de la sécrétion bilieuse et dont les causes sont à chercher dans une action du foie ou un refroidissement. Applications au dos, à l'abdomen et principalement sur la région du foie. Une application suffit ordinairement.

4. — *Fièvre jaune.* — Elle a beaucoup d'analogie avec la précédente ; elle est épidémique dans les climats chauds et

humides et dans les plaines bordant la mer. Sa guérison s'obtient par ma méthode. — Application comme ci-dessus.

5. — *Crampes des voies respiratoires* (asthme). — La vertu principale de mon instrument est de maîtriser toutes les crampes de quelque nature qu'elles soient. Je n'ai qu'à faire observer que pour dompter toute crampe des organes internes, il faut à l'application abondante du dos, joindre celle de la poitrine qui est le siége du mal. La crampe des extrémités n'exige qu'une application directe.

6. — *Manie, aliénation.* — Il est certain que toutes les fois que la maladie n'a pas été occasionnée par des lésions organiques, l'emploi de l'instrument présente des garanties sérieuses de guérison.

7. — *Épilepsie.* — Récente, cette maladie terrible s'améliorera promptement ; mais si elle est invétérée, sa guérison, sous une main habile et expérimentée, sera lente, mais ne sera plus dorénavant considérée comme impossible. (Voyez le n° 12, cas légers.)

8. — *Danse de Saint-Gui* (chorée). — Le même traitement s'applique à cette maladie, qui, de préférence, frappe les enfants vers l'âge de dix ans et au-dessus. Plusieurs observations de guérison obtenues par le Réveilleur m'ont été relatées.

9. — *Rachitisme* (maladie des enfants, vulgairement membres doubles, scrofules).

Comparer avec le n° 12, cas légers. Punctures légères sur

les deux côtés de la colonne, ainsi qu'au ventre ; elles présentent de grands avantages.

10. — *Paralysie* (par suite d'un coup d'apoplexie). — L'attention doit se porter au centre comme siége principal du mal, et l'application doit avoir lieu au dos le long de la colonne vertébrale, répétée tous les dix jours. Peu à peu la vie se communiquera aux parties malades, en réveillant une activité générale dans l'organisme. La cure demande du temps ; quoique lente, l'amélioration est cependant sensible.

11. — *Surdité.* — Si elle n'est pas de naissance, mais seulement la conséquence d'une fièvre typhoïde ou cérébrale, etc., sa guérison est possible. — Application au dos et derrière les oreilles ; durée du traitement, quatre à six mois, et, autant que cela se peut, pendant une bonne saison, exempte d'orages, dont l'influence paralyse les bons effets du Réveilleur.

Dans les cas où la congestivité peut être considérée comme cause, et où les pieds sont constamment froids, l'application s'étend au dos et aux mollets. Les premiers symptômes de guérison se manifestent par le retour de la sécrétion de l'oreille, le céramen, suivi bientôt d'une certaine lucidité dans le cerveau, etc.

12. — *Engorgements, indurations* (même œdémateux). Selon leurs dimensions, les punctures directes doivent être plus ou moins abondantes. Au bout de quelques jours, l'induration s'enflamme, une sécrétion humide apparaît et fait constater, au bout de dix jours, une diminution prononcée. Répétition des punctures de dix en dix jours, jusqu'à disparition du mal.

13. — *Tumeurs* (principalement lymphatiques). — Application identique à la précédente. Même les tumeurs dites loupes, dont la guérison ne pouvait s'obtenir que par l'opération chirurgicale, cèdent à la longue sans douleur ni cicatrice.

14. — *Chlorose* (pâles couleurs). — L'emploi de ma méthode offre toute les garanties de guérison radicale.

Les limites entre la santé et la chlorose sont tellement étroites, la détermination des causes de cette maladie est tellement délicate et souvent si difficile, qu'il convient de consulter l'opinion d'un médecin expérimenté et initié à ma méthode.

15. — *Choléra.* — Ai-je besoin de dire de quelle importance, de quelle utilité est l'instrument dans cette terrible épidémie? La peau relâchée perd toute son élasticité ; les chairs sont molles et pâteuses, des crampes spasmodiques règnent dans toutes les parties du cor; s ; le malade est sujet aux vomissements, aux diarrhées. Ne sont-ce pas des symptômes que mon instrument maîtrise tous presque à l'instant même ? Quels miracles n'est-il appelé à enfanter entre les mains d'un homme habile !

J'étais si intimement convaincu des effets qu'on devait obtenir par ce moyen, qu'en 1849, lorsqu'éclata ce terrible fléau, moissonnant tant de victimes, je proposai au Gouvernement de Dusseldorf de vouloir bien me confier un seul malade atteint du choléra et condamné par les médecins, afin que je pusse le guérir avec mon instrument. A l'appui de ma demande, je fis ressortir les propriétés et l'action infaillible de mon instrument ; je fis valoir mes observations nombreuses des effets qu'il produisait.

A mes paroles de conviction, à l'authenticité de mes preuves, à mes garanties de succès, le Gouvernement répondit par un refus ; il fut donné à des pays lointains de constater plus d'une fois la justesse de mes assertions.

Ce qui précède est une indication des moyens curatifs du choléra. Quant à l'application préventive, c'est une question que je ne pourrais discuter dans ce paragraphe.

16. — *Goutte.* — *Arthrite.* — A l'état chronique ou aigu, simple ou compliqué, la maladie est forcée de céder à l'instrument.

C'est ici, et principalement dans la goutte exsudative bien prononcée que l'expérience profonde d'un homme de l'art devient indispensable. Quant au traitement personnel, on se bornera aux applications au dos, entre les omoplates et sur les épaules ; ces applications suffisent dans la plupart des cas à amener la guérison.

17. — *Pleurésie.* — Comme au numéro 5, punctures abondantes sur la poitrine dans les intervalles indiqués.

18. — *Pneumonie.* — Si l'on admet avec moi l'influence atmosphérique comme cause prédominante de cette maladie, on la considérera comme une concentration de rhumatismes dans la poitrine.

Partant de ce principe, cette affection se rangerait naturellement dans la classe des maladies rhumatismales. Il est évident qu'alors, en se servant de mon instrument, la pneumonie ne présentera plus aucun danger.

L'application, comme dans le cas précédent, rend toute médication et saignée superflues.

19. — *Léthargie ou mort apparente.* — Dans cette maladie, l'instrument appelé Lebenswecker en allemand, Ranimateur, Réveilleur de la vie en français, justifie pleinement sa dénomination caractéristique. Mais les cas dans lesquels son emploi opère presque des merveilles sont trop nombreux pour que je puisse procéder par ordre et les discuter tous.

Je ferai observer seulement que dans tous les cas de mort apparente, comme évanouissement, asphyxie, etc., l'application doit principalement se faire sur la région du cœur, ensuite au dos et aux mollets.

Le léthargique est sauvé aussitôt que l'action des punctures se fait sentir. Le corps contient-il seulement une étincelle de vie, l'instrument la ranime.

Même chez un agonisant, une application habile est en état de maintenir et de raviver les sources vitales pour quelques heures encore en lui rendant souvent toute sa lucidité, certes chose importante dans bien des circonstances !

Ai-je besoin de rappeler ici l'inhumation des léthargiques ? Pour empêcher ces terribles inhumations ou du moins pour les rendre aussi rares que possible, le Gouvernement, par une ordonnance récente, n'autorise l'enterrement du défunt qu'après trois fois vingt-quatre heures.

Les observations ont cependant démontré que, contraire-
ment aux lois de la nature, une cessation de la pulsation et de
la respiration, peut s'étendre non-seulement à huit jours, mais
au-delà de plusieurs semaines sans détruire complétement la
vie.

Qu'on se figure pour un moment la situation terrible et
qu'aucune plume ne peut décrire, d'un homme enterré vivant!
Qui ne songera pas à se prémunir par tous les moyens pos-
sibles contre cette effrayante éventualité?

Un moyen précieux et incomparable est fourni par mon
instrument. Si des punctures abondantes, faites sur la région
du cœur, bien enduites de mon huile et répétées les trois premiers jours ne produisent aucune rougeur, il est bien certain
que le corps est réellement mort... Y a-t-il seulement une
étincelle de vie? N'en doutez pas, elle sera rallumée et ravi-
vée, serait-elle entourée et menacée de cent mille dangers.

Ai-je besoin de démontrer après ceci l'insuffisance des
moyens employés dans ces cas, comme les brûlures de
cire, etc.

Chaque commune ne devrait-elle pas posséder au moins
un exemplaire de ma méthode pour en faire usage en pareilles circonstances, malheureusement trop fréquentes, pour
qu'il soit nécessaire de citer des exemples?

20. — *Hémorrhoïdes.* — Les causes principales de ces
tumeurs sont dues aux influences atmosphériques, aux courants d'air, à l'hémostasie, etc.

Application entre les épaules, le long de la colonne, sur les
reins et l'abdomen ; huile ; répéter tous les dix jours. Souven[t]

la première application fait cesser les vives démangeaisons et amène un mieux sensible.

21. — *Fièvre scarlatine.* — Cure prompte par une application *abondante* comme au numéro 15, (cas légers). Prendre bien garde que le malade ne soit exposé au moindre courant d'air qui pourrait alors lui devenir funeste.

22. — *Laryngite.* — Comparez avec le numéro 17 (cas légers).

23. — *Angine.* — Une application forte du dos et une application directe sur le larynx écarte tout danger, et empêche la formation des membranes muqueuses.

24. — *Scorbut* et autres maladies de la bouche, du palais et de la langue.

Applications au dos, à la nuque, à l'abdomen tous les dix jours.

25. — *Pertes séminales* (Pollutions). — Tant qu'elles ne sont pas la suite de l'onanisme, de la débauche, etc, l'application le long de la colonne et aux parties rénales prouvera l'utilité de la méthode. Pour plus amples indications, voyez numéro 12 (cas légers).

26. — *Cancer.* Considéré par la science comme une tumeur d'une nature indéterminée, *sui generis*, le cancer a résisté à tous les moyens curatifs connus jusqu'ici.

Regardé comme une dégénération générale des sèves des glandes, il ne manque pas de chances de guérison.

Trois phases distinctes se présentent dans la formation du cancer.

Dans la première, on n'observe d'abord qu'une petite grosseur insignifiante, inégale, indolore et mobile. Pour ce cas, des observations multipliées prouvent et garantissent la guérison radicale au moyen des punctures.

Dans la deuxième phase, la tumeur devient adhérente ; elle est accompagnée de vives douleurs périodiques, et présente à la surface un aspect veineux, bleuâtre et d'un brun rouge. Plusieurs guérisons on été obtenues.

Dans la troisième phase, la tumeur, dure au fond, est transformée en ulcère purulent et sanguinolent, sécrétant un pus jaunâtre et mordant, présentant des bords relevés et durs d'un aspect tuberculeux, etc.

Aucune observation ne m'a été rapportée à ce sujet ; je suis néanmoins convaincu qu'un avantage doit être obtenu par l'application.

27. — *Goître.* — Voir engorgements. (N° **12**, cas graves.)

28. — *Dyssenterie.* — Succès prompt par une application identique à celle du numéro **32** (fièvre intermittente).

29, — *Prédisposition à l'apoplexie. Congestion à la tête et à la poitrine.* — Les personnes d'une structure trapue, aux larges épaules, au cou court, à la tête forte, sujettes aux congestions, bourdonnements, etc., trouveront dans l'application de l'instrument le préservatif le plus sûr.

C'est à l'apparition des premiers symptômes inquiétants que doit se faire l'application aux mollets, au dos et sur la région du cœur.

30. *Somnambulisme.* — Application comme au numéro **27** (cas légers).

31. — *Hydropisie.* — Guérison radicale par des applications réitérées tout le long du dos, surtout des reins.

Dans les cas où le but principal de l'opérateur est d'arriver à la résorption des liquides, l'application sèche, sans huile, produira les plus beaux résultats ; ce mode de punctures a l'avantage de ne voir jamais survenir la gangrène à la suite des piqûres.

32. — *Phthisie pulmonaire* (consomption). — Toute maladie, accompagnée d'une diminution dans le volume du corps, dans son poids, peut à juste titre être considérée comme une consomption ou phthisie. Je n'entrerai pas dans des détails scientiques sur la tuberculisation des poumons, etc. ; je m'appuierai simplement sur les causes morbides qui amènent cette maladie, causes qui trouvent toujours leur raison d'être dans des influences primitives atmosphériques et dans des troubles des fonctions de la peau.

Je puis affirmer en pleine conscience que dans les deux premières phases que parcourt cette maladie, une guérison souvent jugée impossible, a été obtenue et que même dans la troisième phase ma méthode a réussi à prolonger l'existence du malade pendant plusieurs années.

Le traitement d'une affection aussi grave exige cependant le concours et les conseils d'un médecin parfaitement initié à la méthode.

33. — *Atonie de la vessie et incontinence d'urine.* — Application au dos, à l'abdomen et à la vessie.

34. — *Descente de matrice.* — Lorsque le mal n'a pour cause qu'une atonie des ligaments, on peut à la longue arriver

à des résultats satisfaisants, par des applications locales et
générales.

35. — *Diabète*. — Cette maladie presque toujours mortelle, est la conséquence de la suppression de la libre transpiration due à des influences atmosphériques.

Rétablissez le cours de cette fonction et une guérison plus
que certaine sera produite par les punctures (voyez au n° **12**,
cas légers).

36. —*Gravelle* et formation de calculs dans divers organes.
— Ces concrétions pierreuses ont pour cause un état anormal des sécrétions. Ces maladies trouvent encore une solution
bien fondée dans ma méthode (voyez n° **12**, cas légers).

37. — *Engelures*. —Une application directe, bien enduite
d'huile et répétée à de courts intervalles, les guérit promptement.

38. — *Rage*. — S'il est prouvé, ce que rapportent les
journaux de France, que la nature de ce mal terrible ne repose que sur des crampes, tout me porte à croire que l'emploi de l'instrument doit s'y montrer d'une grande utilité ;
j'invite en conséquence à des expériences à ce sujet.

36. — *Hémorrhagie*. — Une des grandes propriétés des
punctures consiste dans l'influence qu'elles exercent sur la circulation du sang. Aussi sont-elles d'un grand secours dans
cette grave maladie (voyez n° **12**, cas légers).

40. — *Suppression des règles*. — Traitement comme dans
la chlorose.

41. — *Miséréré* —Des applications comme au n° 25, (cas légers) peuvent devenir d'une grande utilité.

42. — *Gangrène froide.* — Des punctures faites tout autour des membres attaqués, arrêteront quelquefois le mal instantanément ; répétées, elles le vaincront toujours.

43. — *Hydrocèle.* — Des punctures réitérées aux parties internes des cuisses, à proximité des testicules, provoqueront par une sécrétion séreuse une résolution complète.

44 — *Amaurose.* — Même ici, l'emploi de ma méthode est appelée à jouer un rôle éminent ; elle présente des chances de guérison (voir ce qui a été dit au n° 12, cas légers).

OBSERVATIONS PERSONNELLES.

Après avoir donné un aperçu presque textuel du mode des applications tel qu'il se trouve dans la septième édition de l'ouvrage, en langue allemande, de M. Baunscheidt, paru en 1860, chez Wittmann, à Bonn (Prusse Rhénane), je ne crois pas inutile de le faire suivre de quelques observations personnelles.

Certes, il n'est nullement dans mes intentions d'ouvrir une discussion sur le traitement de toutes les maladies ci-dessus énoncées par le créateur de cette méthode, et encore moins sur ce qui pourrait y paraître erroné ou exagéré.

Je n'ai pas non plus jugé indispensable de mettre sous les yeux de mes lecteurs une traduction de l'ouvrage volumineux de M. Baunscheidt et une critique de ses théories. Cette tâche, je l'abandonne à d'autres qui s'en sentiraient le courage et la force.

Je me suis borné dans cette brochure à résumer ce que l'ouvrage de M. Baunscheidt m'a paru contenir d'utile et de praticable pour le public.

Pour arriver à constater des effets positifs, j'ai dû m'attacher au principe rationnel sur lequel reposait l'efficacité de l'invention de M. Baunscheidt.

Comme celle-ci s'adressait à la peau, j'ai dû dans mes observations me borner à une seule catégorie de maladies, c'est-à-dire à celles qui pouvaient être attribuées à l'inactivité de la peau, à la suppression de ses fonctions, aux troubles occasionnés dans cet organe par les influences atmosphériques.

C'est ainsi qu'après avoir reconnu par des expériences consciencieuses de cinq années consécutives et dans un grand nombre de cas des plus opiniâtres, la grande utilité de l'invention de M. Baunscheidt, enhardi par les succès constants et souvent inattendus que j'avais obtenus dans les rhumatismes de tout caractère et dans les gouttes invétérées, j'ai agrandi le champ de mes expériences et suis parvenu à constater encore l'efficacité de la méthode dans un grand nombre d'autres maladies.

Si au début de mes expériences quelques doutes me restaient encore, mes résultats positifs et presque toujours les mêmes les ont complétement dissipés ! Par conséquent les assertions que j'émets doivent être considérées comme très-sérieuses et inattaquables.

1. — *Rhumatismes* en général, même les plus opiniâtres et les plus invétérés. — Les douleurs les plus intenses cessent pour la plupart presque à l'instant même de l'application.

2. — *Maux de dents.* — Ils sont presque toujours calmés au bout de cinq minutes.

3. — *Maux d'oreilles.* — De même.

4. *Migraines.* — Selon le caractère rhumatismal, nerveux ou congestif et selon l'application conforme à chacun de ces cas, la cessation complète ou une amélioration notable a toujours suivi l'application.

5. — *Raideur des articulations et torpeur dans les muscles.* — Les punctures réitérées sont souvent indispensables.

6. — *Crampes aux mollets, crampes musculaires.* — En général, elles cèdent à l'instant même aux punctures.

7. — *Insomnie.* — Amélioration prompte par des applications générales et identiques à celles indiquées au n° 8, (cas légers). Joindre cependant souvent et surtout dans les cas de congestivité, ces applications à celle de la plante des pieds, partie externe et interne, et à celle des mollets.

8. — *L'hypocondrie.* — Lorsque surtout elle est liée à des altérations des voies digestives, j'ai souvent observé une amélioration prompte et marquée.

9. — *Marques après brulûres et autres.* Les punctures souvent répétées sur des marques faites par le moxa m'ayant fait

apercevoir un changement surprenant non-seulement dans la coloration mais encore dans la conformation granulée de ces cicatrices, j'en tirai la conséquence que des applications identiques devaient conduire aux mêmes résultats dans les marques provenant de la variole (petite vérole).

Un instrument composé de fines aiguilles très-serrées, fut construit ad hoc et je trouvai un individu avec une face bien marquée ; je le soumis à des punctures directes très-légères, n'opérant que sur une seule moitié de la face.

Au bout de trois mois, après dix à douze applications, cette moitié gauche de la face s'était tellement aplanie et transformée qu'elle présentait une différence très-curieuse avec la face droite qui n'avait pas été touchée.

Un résultat complet n'a pas pu être obtenu, l'individu m'ayant été enlevé par la conscription et avec lui l'occasion qui ne s'est plus représentée de compléter mes curieuses observations. — Ne serait-il pas à désirer que des confrères essayassent de poursuivre cette direction que je leur indique ?

Un modèle pareil à demi-face présenté à l'académie ne provoquerait-il pas des recherches plus complètes qui aboutiraient à des découvertes appelées à rendre des services immenses à certaines personnes de la classe élevée ?

8. — *Engorgement des glandes.* — Suivant mes observations, les punctures générales avec l'application directe parviennent dans bien des cas à en amener la résolution.

9. — *Rougeole, fièvre milliaire, urticaire,* etc. — Tout symptôme alarmant, avant la déclaration complète de la ma-

ladie, disparaît, dès que l'éruption est fixée à la surface de la peau par l'application de l'instrument.

Ce fait m'a été prouvé par maintes observations.

10. — *Grippe, esquinancie, toux rhumatismale, rhumes de cerveau, coqueluche.* — Toutes ces maladies sont rapidement guéries par l'application du Réveilleur.

Dans la coqueluche, l'application du dos entre les amoplates, celle de l'estomac et celle du ventre jointes à des punctures légères sur le devant de la poitrine, arrêtent souvent les accès au bout de douze à vingt-quatre heures ; rarement l'on a besoin de recourir à une deuxième application au bout de huit à dix jours. — J'ai des preuves nombreuses à l'appui de ce que j'avance.

11. — *Inflammation rhumatismale des yeux.* — Dans ces inflammations et dans un grand nombre d'affections de cet organe essentiel, la puncture pratiquée selon les caractères du mal, tantôt au dos et aux pieds, et tantôt à l'estomac et derrière les oreilles m'a toujours donné des résultats surprenants.

12. — *Affections de l'estomac, gastralgies, digestions difficiles, flatuosités, coliques, diarrhées, vomissements,* etc. — La puncture abondante de l'abdomen est promptement suivie d'une amélioration, qui se termine bientôt par une guérison complète.

13. — *Couperose.* — L'effet des punctures dans la couperose mérite bien d'être mentionné ; elle disparaît avec un peu de persévérance.

14. — *Fièvre intermittente.* — J'avoue que je doutai long-temps des effets de l'application de la méthode de M. Bauns-cheidt à cette maladie. L'effet prompt qu'on obtient par des punctures abondantes et bien induites d'huile Baunscheidt, m'a vivement surpris.

On agit d'après le mode indiqué au n° 5, (cas légers), ayant soin de bien recouvrir de ouate les parties puncturées.

N'ayant eu recours à aucune préparation fébrifuge, le fait est facile à constater par l'expérience ; rarement une seconde application deviendra nécessaire.

15. — *Congestion à la tête* (ou aux organes du thorax). — Il est évident pour celui qui veut reconnaître l'action dominante des punctures, que dans les congestions d'un organe quelconque, dans les céphalites et dans les pneumonies, pleurésies, bronchites, etc., l'application faite avec circonscription, tant aux pieds, mollets, dos, sur le devant de la poitrine, qu'aux avant-bras, etc., amènera toujours une dérivation prompte et salutaire.

16. — *Atonie de divers organes* (tels que foie, rate et voies digestives). — Lorsque ces atonies sont franches, c'est-à-dire non compliquées de formations calcaires, des applications réitérées produisent presque toujours de bons effets.

Cas graves.

L'application de la méthode Baunscheidt, il est vrai, ne peut jamais occasionner le moindre danger, même entre les mains d'une personne inexpérimentée. Cependant le concours d'un homme de l'art est indispensable dans les maladies graves, telles que :

La fièvre typhoïde ;

La fièvre cérébrale ;

La fièvre bilieuse ;

La fièvre scarlatine ;

Les angines couenneuses ;

Les pneumonies et les pleurésies, etc.

Il n'est pas nécessaire que le médecin soit parfaitement initié à la méthode Baunscheidt ; il suffit qu'il ait jeté un coup d'œil rapide sur les observations principales de cette brochure, observations bien constatées et faciles à contrôler. En prenant pour base rationnelle et régulatrice les effets des punctures, il saura toujours mieux que toute autre personne en tirer partie et amener des résultats salutaires. — Le diagnostic de l'homme de l'art, sa science, son observation minutieuse, peuvent seuls donner des garanties sûres de bons résultats.

Je cite à l'appui quelques-unes de mes observations ; elles suivent ce chapitre.

Scrofules. — Dépendant toujours d'un état général de l'organisation, elles exigent en raison même de cet état un traitement général par l'application.

J'ajouterai une observation nouvelle et importante, c'est que les abcès et plaies scrofuleuses attaqués directement et profondément, sans s'inquiéter de la saignée qu'occasionne cette puncture, ne résistent pas à ce traitement énergique. On constate une transformation rapide des chairs et une granulation fraîche, que suit une guérison prompte et souvent sans cicatrice !

Paralysie. — La dénomination de « Lebenswecker » que l'inventeur M. Baunscheidt a donné à son instrument, est, sous ce rapport, une des plus heureuses. — Le verbe dont elle est tirée signifie *ramener, réveiller à la vie.* — Cette propriété est constatée dans les paralysies nées d'apoplexie, ainsi que dans les paralysies incomplètes occasionnées par un refroidissement subit et des rhumatismes chroniques.

Toute mon attention s'est portée sur des expériences de ces états graves et souvent incurables. — Plusieurs de ces états que j'ai observés et que je désigne, m'ont prouvé combien la méthode Baunscheidt méritait d'être expérimentée dans ces cas désespérés, et quelle supériorité elle avait sur tout autre traitement.

L'application des centres moteurs et l'application directe des membres paralysés, doivent être poursuivies avec patience et persévérance. Les certificats nombreux, mais pour moi pas assez explicites et pas assez caractéristiques dans les descriptions de la nature de la paralysie, fournissent des preuves de guérisons fréquentes.

Certaines formes de paralysies peuvent présenter des chances de guérison plus ou moins prochaines, mais, sauf quelques cas d'une prompte réussite que je cite dans le chapitre annexé, il m'a été jusqu'ici impossible d'en préciser les termes, car la faculté et l'occasion ne m'ont pas été données de prolonger le traitement au delà d'un an au plus.

Engorgements, indurations, tumeurs en général. — Ces états pathologiques exigent outre une puncture directe, une application générale, comme celle du dos, de l'abdomen, etc., pour amener une prompte résorption.

Goutte. — J'ai obtenu les guérisons les plus remarquables même dans les cas les plus invétérés de goutte générale et exsudative.

Les gouttes légères avec accès périodiques plus ou moins éloignés, peuvent, comme l'indique M. Baunscheidt, être traitées et guéries par soi-même, au moyen des applications, de dix jours en dix jours, au dos et à l'épigastre en premier lieu, et ensuite, après trois ou quatre applications seulement, en puncturant en même temps les mollets.

Ces punctures doivent être faites après les accès, c'est-à-dire dans les intervalles périodiques ou présumables d'un accès à l'autre.

On constatera dans la plupart des cas, sinon une guérison, du moins une diminution d'intensité du mal, et un retour de plus en plus éloigné et affaibli.

Si l'on a soin de recommencer les applications à l'approche de l'automne et au printemps, les accès peuvent disparaître des années entières, comme je l'ai observé jusqu'à ce jour.

D'après ces données, la méthode de M. Baunscheidt mérite sans contredit d'être considérée comme la panacée de cette maladie jugée incurable, puisque seule elle produit plus que tous les anti-goutteux les plus en renom.

Il existe, de nos jours, des élixirs anti-goutteux dont la puissance, calmante dans des accès terribles, est incontestable et presque instantanée.

Ces remèdes composés sont une découverte heureuse, mais non un bienfait réel. Pourquoi? La plupart des personnes qui s'en sont servi pendant un certain nombre d'années ne se l'expliquent que trop!

La supériorité du Baunscheidtisme sur tous les autres moyens est basée, selon moi, sur la probabilité, je dirai plus, sur la certitude d'arriver, dans la plupart des cas, à une guérison complète, radicale.

Les incrédules diront que quelques cas éparpillés ne prouvent pas encore l'infaillibilité de la méthode. Cependant l'ouvrage de M. Baunscheidt en contient des centaines, et ses archives des milliers ; moi-même j'en ai observé un grand nombre.

Mais s'ils veulent ajouter foi à mes paroles, je leur dirai que j'ai observé pendant deux, trois et quatre ans des calmes complets, sans retour d'accès, chez des goutteux souffrant depuis quinze, vingt et trente-cinq ans consécutifs. M'avoueront-ils, au moins, que mes conclusions sont bien près de la vérité, et que des observations multipliées et plus longues pourraient les rendre inattaquables ?

Les modes d'expérimentation sont si variés dans la goutte, les nuances, selon les caractères et les individualités, sont si nombreuses, qu'il me serait impossible d'entrer dans tous les détails d'un traitement spécial pour chaque genre de goutte.

La plus grande attention portée aux cas difficiles et compliqués, m'a fait souvent voir que, malgré mon expérience, j'aurais pu mieux faire encore.

J'aime à croire que quelque confrère, plus heureux que

moi, arrivera au résultat qui, dans des cas rares, échappe encore à mes investigations.

Les goutteux feront bien de recourir toujours aux conseils sages et indispensables des médecins.

Au mois de février prochain, je tiendrai à la disposition de tout demandant, une indication plus détaillée du traitement de la goutte par la méthode Baunscheidt, ne renfermant que ce qui m'a paru le plus rationnel et ce qui m'a donné le plus de résultats satisfaisants.

En l'insérant dans cette brochure, je craindrais de n'être pas toujours bien compris de tous mes lecteurs, et de nuire à l'infaillibilité de la méthode.

Pertes hémorrhoïdales. — L'application générale, d'après le n° 20 (cas graves), m'a souvent surpris par ses effets salutaires.

Pertes séminales. — Application pareille à la précédente, ou application au dos, comprenant des punctures serrées sur la colonne vertébrale et sur les deux côtés dans toute sa longueur, ainsi qu'un ou deux points sur le périnée.

Hydropisie. — Un cas des plus désespérés, guéri radicalement en moins de quinze jours, m'a prouvé, malgré mes doutes, que bien des cures, en apparence impossibles, pouvaient être obtenues à l'aide de cet instrument ingénieux.

Phthisie pulmonaire. — D'après ce qui précède, l'influence incomparable que produit la dérivation par les punctures dans cette maladie grave, est pour moi hors de doute, quoique je n'ai que quelques cas de guérison à citer à l'appui de mes convictions.

Supposons mes assertions fausses, comme émanant d'un diagnostic insuffisant ou erroné, quoique basé sur celui de confrères illustres, l'état de santé parfaite dont jouissent mes malades, ces condamnés de la science, ne devrait-il pas engager à l'emploi de cette méthode?

Selon les forces et l'individualité, application du thorax en général, surtout sur le devant de la poitrine, application du dos et quatre à cinq punctures sous chaque aisselle, le tout bien couvert de ouate ou de flanelle.

L'ouvrage de M. Baunscheidt contient près de 500 pages d'attestations, de tout genre, de guérisons, dont un grand nombre obtenues par des médecins très-estimés de divers pays.

Les correspondances innombrables de M. Baunscheidt, dont j'ai été à même, pendant mon court séjour chez lui, de prendre connaissance, peut bien, sans exagération, monter à 40,000, tant en remerciements qu'en attestations de cures obtenues par l'usage personnel ou d'un expert du Réveilleur de M. Baunscheidt.

Je ne dois pas songer, vu la quantité, à les reproduire ici.

Chacun, dans un bon nombre de cas légers de maladies, peut facilement obtenir des preuves palpables par lui-même ou par d'autres qui auraient employé l'instrument. Quant aux cas plus sérieux, je donne quelques-uns des exemples ci-contre, avec la facilité de les vérifier.

Presque toutes les personnes habitent Paris. Je tiendrai, en outre, chez moi, une liste où chacun pourra choisir les adresses qui lui paraîtront présenter de l'intérêt pour sa conviction sur divers cas.

OPINION DE LA PRESSE

SUR LE BAUNSCHEIDTISME.

Je crois indispensable de soumettre ici à l'appui de mes assertions les traits les plus saillants des principaux journaux allemands.

Gazette du Bas-Rhin, 18 mars 1850.

En présence des relations nombreuses du public sur les effets du Lebenswecker (Réveilleur de la vie), ainsi que des attestations qui affluent de toutes les parties des pays civilisés chez M. Baunscheidt, à Endenich, près Bonn, le lecteur attentif ne peut plus cacher son étonnement et son admiration. Il est forcé de s'incliner devant les preuves irrécusables de l'efficacité infaillible du Réveilleur, comme moyen curatif.

Le rapporteur fait partie du nombre de ceux qui ont été radicalement guéris de rhumastismes; il se plaît à citer les nombreuses et curieuses remarques de diverses personnes, qui, comme lui, ont éprouvé les salutaires effets du Réveilleur. Celle-ci appelle l'inventeur le Messie de l'art véritable de guérir; celle-là percluse depuis des années, se réjouit de pouvoir maintenant se servir de ses membres jusqu'à danser; une autre lui témoigne sa reconnaissance pour la conservation d'un enfant chéri, atteint du croup. « Ni l'art d'Hippocrate, ni celui d'Hahnemann n'ont pu me guérir, » dit un cinquième, sujet à des attaques épileptiques, goutteux, d'un système nerveux délabré, et dont le langage était devenu presque inintelligible. Le Réveilleur seul a opéré ce miracle! Aucune huile célèbre. aucune chaîne galvano-magnétique n'a pu me délivrer de mes maux d'oreilles, dit un sixième ; le Baunscheidtisme seul m'a guéri.

C'est donc à M. Baunscheidt que la nature paraît avoir réservé le privilége de devenir le créateur d'une méthode curative sûre et à jamais remarquable.

La *Gazette d'Elberfeld*, n° 128 de l'an 1849, rapporte l'article suivant :

Le Baunscheidtisme ou les effets naturels du Lebenswecker (Réveilleur de la vie), inventé par M. Ch. Baunscheidt, à Endenich, près Bonn, se répand avec une rapidité croissante, grâce aux nombreux et merveilleux résultats obtenus à l'aide de cet instrument ingénieux, dont le principe curatif repose sur la pratique et la théorie.

Ainsi, il guérit le mal rhumatismal le plus violent en moins de cinq minutes ordinairement, à la grande surprise du patient qui, pendant plus de six mois, avait constamment porté des chaînes anti-rhumatismales tant vantées, sans éprouver le moindre soulagement. Dans les fièvres nerveuses, cérébrales, où un simple retard devient si souvent mortel, la

puissance dérivatrice du Réveilleur se manifeste immédiatement après l'application.

C'est de la guérison des paralysies après apoplexie, que
l'instrument a reçu la dénomination de « Lebenswecker »
(Réveilleur de la vie).

Le modeste inventeur peut bien espérer que son nom ne
s'éteindra jamais, et que chaque famille lui devra tôt ou tard
sa part de reconnaissance.

Gazette de Cologne, 19 juillet 1850. — Le Baunscheidtisme. —
Remerciement public.

Le Réveilleur inventé par M. Baunscheidt, à Endenich, près
Bonn, est le souverain moyen qui guérit radicalement et
sans douleur le rhumatisme avec toutes ses maladies consécutives, occasionnant bien souvent jusqu'à la cécité.

J'ai eu dans ma propre famille des preuves tellement évi-
dentes de son efficacité, que je ne puis me dispenser de
manifester publiquement au modeste inventeur ma plus vive
reconnaissance, et appeler l'attention de tous ceux qui souf-
frent sur les bienfaits de cette heureuse découverte.

J. Fr. FLATZ,
Directeur des postes (Bonn).

Gazette de Cologne. — Baunscheidtisme. — Remerciement.

Atteint depuis six ans d'une induration parotidale, tous
les secours des médecins n'ont pu faire sur moi ce que le

Baunscheidtisme a fait par une simple application ; il a détruit radicalement mon mal.

Je ne saurais trop recommander cet admirable procédé à tous ceux qui sont atteints d'un mal semblable au mien. Je suis heureux d'exprimer publiquement ma vive reconnaissance à l'inventeur du remède souverain.

Fr. Jos. MAAS.

Bonn, 26 juillet 1850.

Gazette de Bonn, 30 octobre 1851.

Dès que la méthode de M. Baunscheidt a été connue, on a mis de côté les chaines électro-magnétiques. Une foule de personnes et notamment de médecins ressentent une espèce de honte d'avoir trop tôt, par leurs attestations, contribué à induire le public en erreur. Par bonheur l'étalage de ces appareils n'est pas aussi fréquent en Allemagne qu'ici, et néanmoins le public crédule et souffrant les accueille avec avidité. Cet empressement s'explique si l'on veut bien se rappeler qu'avant les chaînes électro-magnétiques le public ne connaissait pas de spécifique contre la goutte et le rhumatisme.

Le mécanicien M. Baunscheidt, à Endenich, près Bonn, à l'aide de son instrument à aiguilles, le *Lebenswecker,* a réalisé les prétentions des chaînes électro-magnétiques. Depuis deux ans, les résultats, dans tous les pays, ont été tels, qu'il est parfaitement démontré qu'aucun mal rhumatismal ne peut résister à la méthode Baunscheidt.

Les fièvres intermittentes et autres maladies graves sont

guéries par le même moyen ; ce qui maintenant est compréhensible au médecin intelligent ainsi qu'à tout homme qui a lu l'ouvrage intitulé *le Baunscheidtisme,* paru chez Wittmann, libraire à Bonn.

Au n° 23 de la Gazette *(Deutsche Volkshall)* datée de Cologne, 25 avril 1851 (traduction verbale), nous lisons :

En appelant l'attention du public sur un mode de guérison qui est aussi sûr que nouveau, et qui est désigné sous le nom de son créateur, M. Ch. Baunscheidt, notre concitoyen, je crois en pleine conscience et conviction rendre un service réel à l'humanité.

Mon organiste, M. Brenig, travaillé depuis plusieurs années par des affections rhumatismales, sources de tant de graves maladies, perdit tout à coup la vue en peu de temps.

L'œil n'offrait aucune altération apparente et faisait craindre une amaurose complète, lorsque M. Baunscheidt, employant personnellement sa méthode naturelle, guérit en deux mois de la manière la plus satisfaisante un malade qui cependant souffrait depuis trente ans.

L'instrument dont M. Baunscheidt se sert est appelé « Lebenswecker. » Ses effets curatifs ne reposent pas sur l'électro-magnétisme, mais principalement sur la dérivation des humeurs produites à la surface de la peau par des piqûres légères et indolores, sans aucune perte de sang. Cette dérivation est caractérisée par une légère inflammation préalable, que suit une éruption éliminante, etc.

Endenich, 24 avril 1851

Le curé de la paroisse.
Byns.

Guérison d'une maladie des yeux. — Remerciment.
Extrait de la *Gazette de Cologne*.

Pénétré de la plus profonde reconnaissance, j'ai recours
a la publicité pour déclarer que l'inventeur du Lebenswecker,
M. Baunscheidt, m'a guéri de ma grande et douloureuse
ophthalmie.

Mes yeux étaient dans un état déplorable ; l'un était depuis
longtemps frappé de cécité complète ; l'autre était presque
aussi malade ; tous deux étaient désorganisés et couverts de
membranes épaisses.

C'est à son incomparable méthode « le Baunscheidtisme »
que je dois ma guérison prompte et merveilleuse ; depuis
deux mois mes yeux ont la clarté du soleil. Tous ceux qui
m'ont vu et connu ne peuvent revenir de leur étonnement et
me félicitent de mon bonheur.

J'espère avec confiance que bien d'autres encore, affligés
de maux semblables aux miens, se réjouiront autant que moi
d'avoir eu recours au mode de guérison que je recommande.

Voilà le motif de mes paroles bienveillantes. — Selon moi,
la méthode naturelle de M. Baunscheidt ne manquera pas
d'être un jour approuvée de tout le monde, au point que les
pierres en parleront.

Eschmar, district Piegburg, juin 1852.

IMMERSDORF, propriétaire.

Gazette de Cologne, 1853.

Le Baunscheidtisme qui depuis un certain temps jouit d'un si grand succès auprès des malades, commence aussi à s'attirer les sympathies des médecins et des pharmaciens ! Il est actuellement de notoriété publique, c'est un fait prouvé et admis, que cette nouvelle méthode est le seul et vrai moyen curatif de là goutte et des rhumatismes, ainsi que de toute la cohorte des maladies qui en dépendent.

Depuis longtemps la majeure partie du corps médical est d'un parfait accord sur cette méthode bienfaisante ; le public se trouve aussi pleinement renseigné sur ses effets dans l'ouvrage qui a paru à ce sujet chez Wittmann, libraire à Bonn.

M. Baunscheidt s'inquiète peu de la durée du mal ; une amélioration passagère ne le contente pas ; c'est la guérison radicale qu'il veut ; les milliers de cures opérées par lui et sa méthode démontrent jusqu'à l'évidence de quelle manière il entend résoudre ce problème.

Que d'ophthalmies guéries ! que de boiteux, d'estropiés, de malheureux dans bien des parties du globe versent des larmes de joie, heureux de leur guérison inespérée ! — Cette guérison est infaillible, si le malade n'a pas changé son estomac en une espèce de pharmacie.

A lui donc seul l'insigne mission de régénérer, de fortifier et de prolonger l'existence humaine, qui de nos jours se voit encore si souvent compromise et abrégée par la vieille doctrine des saignées, des ventouses, etc. A lui seul, le mérite de récréer sur le globe une génération plus forte et plus saine à l'effigie divine !

Gazette du Bas-Rhin, 25 mars.

Le Baunscheidtisme, ce procédé nouveau de guérison, ne peut manquer d'éveiller l'attention de tous ceux à la connaissance desquels parviennent les relations nombreuses de ses effets vraiment miraculeux.

L'on peut dire hardiment que de pareilles cures n'ont pas encore été obtenues par l'art médical.

En effet, si cela avait eu lieu, cela aurait lieu encore, et l'on ne prêterait que peu ou pas d'attention à cette nouvelle méthode. Si une méthode rivale ou supérieure avait existé déjà, celle-ci nécessairement aurait été déclarée ou superflue ou inutile.

C'est en vain qu'on passe en revue tous les moyens externes employés dans le but d'éliminer par la peau les matières morbifiques, et de lui donner, ainsi qu'à l'organisme du corps entier, un nouveau courant de vitalité. C'est en vain qu'on a cherché à lui comparer la cantharide cômme vésicant, le sinapisme, la fontanelle, le moxa et les cautères. Tous ces moyens ne produisent pas ensemble ce que seul produit à un si haut degré l'instrument de M. Baunscheidt appellé Lebenswecker (Réveilleur de la vie). Aussi le médecin qui est parvenu à l'apprécier et à qui la vie de ses malades est doublement sacrée, n'hésite-t-il pas à l'employer au début même des maladies. Il peut ensuite attendre en pleine sécurité et confiance ; un résultat salutaire viendra toujours couronner ses soins et son attente.

Dans les affections des yeux, la goutte et les maladies rhumatismales, nul moyen ne peut seulement lui être comparé. Dans les fièvres intermittentes, aucun procédé n'est apte à guérir d'une manière aussi sûre et prompte, et cela sans aucune médication interne et sans recourir aux préparations de quinquina et de quinine. L'abus de ces dernières médications devient bien souvent pernicieux et est fréquemment suivi de dépérissement, d'hydropisie, de phthisie, etc.

Où existe-t-il encore un moyen produisant des effets semblables dans un grand nombre de maladies dangereuses, dont notre existence est si souvent menacée? Chaque père de famille ne devrait-il pas avec empressement se prémunir de cet instrument précieux, qui lui servira au moment du danger pour ceux qui lui sont si chers? etc. Il serait à désirer que tout rédacteur, qui porte intérêt à l'humanité, réservât dans les colonnes de son journal une place à cette découverte importante, ainsi qu'aux critiques qu'elle a provoquées. Chacun serait alors à même d'en peser la valeur et d'en user à l'occasion avec intelligence.

Gazette de Cologne, n° 329, 27 *novembre* 1853. — Le Baunscheidtisme.

Il est à présumer que ce mot a été remarqué par maintes personnes, ainsi que cela m'est arrivé, sans qu'on ait songé à y voir autre chose qu'un mot nouveau appartenant à la rubrique des chaînes électro-magnétiques, taffetas, bas rhumatismals, etc. On passe sur ces mots sans la moindre attention, les prenant pour ce qu'ils valent! Mais peu de personnes se sont probablement trouvées comme moi dans la position de

soumettre à un examen minutieux l'esprit et la véritable tendance de cette nouvelle méthode, ainsi que la brochure ex-
plicative rédigée à ce sujet et parue chez Wittmann, à Bonn.

Comment expliquer le silence de la presse sur une découverte aussi importante que celle-là ? Certes l'importance de
cette découverte détaillée dans cet ouvrage est pour le médecin contemporain de la plus haute portée ! Il est vrai qu'elle
ébranle jusque dans ses fondements le grand édifice de l'an-
cienne médecine et de la médecine moderne (basée sur les
piliers inébranlables d'un Hippocrate, Dioscoride, Galène,
Théophraste, Paracelse, etc.). Elle les remplace par une doctrine nouvelle, peut-être moins scientifique, mais sous tous les
rapports plus saine, plus solide. Cette nouvelle doctrine
n'ayant de force et d'appui qu'en elle-même, est appelée à
former la base d'un grand système.

Le Baunscheidtisme ou nouvel art de guérir nous apparaît
comme la plus belle conception, le plus beau produit de l'esprit humain. Chacun, le savant comme l'homme du monde,
comprend de suite l'action naturelle du Baunscheidtisme et
ses effets curatifs ; il conçoit que l'élimination de toute matière morbifique de l'organisme, en activant ce qui reste de
sain dans les organes, facilite à la santé le retour prochain à
son état normal. — Les argumentations claires et simples qui
caractérisent l'ouvrage de M. Baunscheidt, nous montrent
l'homme penseur sur le champ de ses recherches, et dans
tout l'éclat de son triomphe. Partout ce langage venant de
l'âme, attirant, irrésistible, détruisant tout doute et mon-
trant le but unique de l'auteur « doter l'humanité entière de
sa découverte inappréciable. »

Les malades, comme la partie éclairée du corps médical, ont salué avec plaisir cette découverte, dont la haute portée se manifeste en faits palpables et irréfragables. — il y a cependant des hommes qui, niant tout progrès, tiennent plus à la conservation de leurs normes anciennes et bien-aimées qu'à la santé de leurs malades. Ne dirait-on pas l'antipode du bon sens ?

L'intention du rapporteur n'est pas d'entrer dans des détails spéciaux de l'ouvrage, mais plutôt d'appeler l'attention de la haute commission sanitaire et du gouvernement sur cette brochure d'une si haute importance pour l'humanité, et de décerner enfin le tribut tant mérité à cette découverte inappréciable.

Gazette de Cologne, 12 mai 1854. — Baunscheidtisme.

D'après les plaintes et lamentations qu'on entend de toutes parts sur la goutte et les rhumatismes, on serait porté à croire qu'aucun moyen efficace n'a encore été trouvé contre ces maladies. Eh bien ! le rapporteur nie de la manière la plus absolue ce manque de moyens curatifs.

Il est vrai que le remède dont je veux parler n'émane d'aucune faculté médicale. S'il en était ainsi le bruit de cette découverte aurait déjà retenti dans le monde entier.

Néanmoins ce remède existe, et ce qui est assez curieux, c'est qu'il a été trouvé par un homme du peuple, qui ne s'appelle que le mécanicien Baunscheidt. Cet homme, dont aucun titre ne constate le savoir, paraît profondément initié aux secrets de l'ensemble des phénomènes de la nature. J'ajouterai en outre, pour être juste, que M. Baunscheidt semble avoir cherché à sonder, à analyser le corps humain, en procédant d'une manière diamétralement opposée à celle suivie par plus d'un habile médecin.

Il est incontestable qu'entre les mains des hommes de l'art ce moyen universel atteindrait bientôt une valeur hors ligne ; c'est le plus précieux des joyaux. On peut dire que tout mal qui résiste au Baunscheidtisme, sous la direction d'un médecin habile, est inguérissable.

Gazette de Cologne, 10 octobre 1854. — Remerciement public.

Depuis près d'un an mon organisme entier souffrait. Mes deux médecins, hommes d'un grand mérite et d'une haute intelligence, épuisaient tout leur savoir, pour remédier à mes souffrances intolérables.

Bien loin de se guérir, quoique par moments j'eusse un peu de calme, mon mal empirait avec chaque goutte de médicament. Aucune nouvelle recette ne put apaiser mes douleurs ; les mixtures pharmaceutiques semblaient au contraire accumuler dans mon corps les substances morbifiques. Mon système nerveux était excité à un tel degré que la mort paraissait inévitable.

Les hochements de tête significatifs de mes médecins sur lesquels je ne pouvais m'abuser ; les traits douloureux de ma famille et de mes amis, et surtout l'état pitoyable auquel je me voyais réduit, n'admettaient plus de doute possible. Je compris qu'il ne me restait plus qu'à régler mes comptes ici-bas.

C'est dans cet état de consomption apparente et arrivée au suprême degré, que je tentai un dernier effort; j'invitai à une dernière consultation collective un troisième médecin de Cologne qui jouissait d'une grande renommée.

Son opinion s'accordait avec mes tristes appréhensions.

« La médecine, me dit cet homme loyal, ne possède aucun « remède contre votre maladie ! » A ma demande bien naturelle, si réellement il n'y avait plus rien pour amener un calme à mes souffrances, il répondit : « adressez-vous donc « à M. Baunscheidt ; peut-être sa méthode vous portera- « t-elle secours. »

J'avoue franchement que ce que j'avais ouï dire par ci par là d'une manière incohérente sur la nouvelle méthode de M. Baunscheidt ne m'avait pas paru trop engageant ; je ne voyais en elle qu'une nouvelle forme de ce protée qu'on appelle charlatanisme. Néanmoins, cédant à l'influence de mes douleurs atroces plutôt qu'à ma conviction et à mon espoir, je me fis transporter auprès de M. Baunscheidt, à Eudenich même. C'est la qu'une incrédulité complète, affreuse même, s'empara de moi, lorsque M. Baunscheidt, après un colloque court et amical, et après m'avoir attentivement examiné, me dit, *ex abrupto*, ces singulières paroles : « Je vous guérirai, car je suis sûr de mon affaire ! »

Deux applications avec son instrument suffirent pour m'ôter radicalement mon incrédulité mal fondée, et opérer en moi une guérison presque miraculeuse, puisque j'étais condamné par la médecine.

Je me trouvai donc guéri en deux applications au point

de pouvoir reprendre mes fonctions fatigantes et même faire quelques excursions de chasse.

Je ferai observer qu'auparavant j'étais complètement invalide, quoique trentenaire. Je ne pouvais pas faire dix pas sans appui ; même avec mes béquilles, je me traînais à peine, véritable tortue, plié, courbé comme un vieillard.

M. Baunscheidt me conseilla de continuer le traitement dans mon village, et de solliciter le concours intelligent du docteur de Berglas. Ce Monsieur, me dit-il, se sert de mes vrais instruments, et est trop loyal et trop consciencieux pour vouloir nuire aux malades par une contrefaçon indigne d'un honnête homme, d'un ami de l'humanité.

C'est ainsi que j'ai recouvré le don de Dieu le plus précieux, ma santé, à l'aide du Baunscheidtisme.

Comment témoigner ma profonde gratitude à l'inventeur de cette merveilleuse méthode? De quelle manière lui rendre l'espèce de culte que je lui ai voué? Un double motif me fait avoir recours à la publicité : d'abord c'est pour moi un moyen de prouver hautement ma reconnaissance à M. Baunscheidt; en second lieu, cela me permet de remplir un devoir envers l'humanité souffrante, en lui signalant un mode nouveau et sûr de guérison.

Honne-sur-le-Rhin, 6 octobre 1854.

P. W. Schreiner.
Directeur des Mines.

Tous ces articles, cher lecteur, contiennent sans contredit bien des choses dignes d'attirer l'attention du public, et je ne vous en cite ici qu'un petit nombre. Il en existe en prose et en vers; on a même mis à contribution la muse de la musique !

Mais à quoi serviraient toutes ces longues énumérations? Bien des lecteurs diraient : « tout ceci est fort bien, est très-« beau; mais qu'est-ce qui prouve l'authenticité de ces asser-« tions? Comment se fait-il qu'une découverte aussi impor-« tante, n'ait pas encore trouvé à se frayer un chemin au « centre de la civilisation, en France, ce pays du progrès et « de la science? » Comment n'est-elle pas connue de tout le monde? D'autres seraient tentés de dire que de tels articles, des remerciements, des vers et des louanges peuvent bien paraître et avoir été insérés par des amis, des personnes officieuses, etc.

Certes, cela se voit journellement en France, cela se pratique même un peu partout. Cependant ce système de propagande spéculative ne règnerait pas longtemps en Allemagne et en Prusse, surtout quand il s'agit d'un moyen curatif et que la santé de l'homme est mise en jeu.

La surveillance du comité sanitaire est trop bien organisée, trop active, pour laisser passer impunément de pareils faits pendant plusieurs années. Or, le Baunscheidtisme a fait son apparition en 1849, et il poursuit sa marche triomphale sur le continent comme à travers les mers, malgré les obstacles et les entraves que la science irritée ou la méchanceté et l'envie cherchent à lui opposer !

C'est que les faits que je viens de citer parlent d'eux-mêmes; c'est qu'un nombre toujours croissant d'autres cures plus remarquables, passant de bouche en bouche, scrutées, vérifiées, commentées, finissent par forcer la conviction et la confiance; les plus incrédules sont obligés d'avouer que le Baunscheidtisme a pour base un fait scientifique, une vérité profonde. Tous ces faits passés au crible du bon sens, de l'opinion publique, sont sortis vainqueurs de toutes les épreuves et ont fait sensation.

Aussi depuis 1854 la méthode Baunscheidt s'est elle propagée avec une rapidité croissante. Après avoir parcouru l'Allemagne entière, elle s'est peu à peu répandue dans les pays limitrophes, l'Autriche, la Hongrie, la Russie ; elle a passé l'Atlantique, et les journaux de New-York, de Philadelphie, de Cincinnati et de New-Orléans, citent un grand nombre de cures merveilleuses obtenues par son application.

J'ai été, je l'avoue, relativement à cette méthode, aussi incrédule que pourraient l'être quelques-uns de mes lecteurs. D'ailleurs, en qualité de médecin, mon devoir était de ne pas accorder une confiance trop facile à ces rumeurs qui, pendant ma carrière scientifique en Allemagne, venaient de temps en temps frapper mes oreilles. — Ce n'est qu'en 1855 que pour la première fois j'eus recours à l'instrument et à la méthode de M. Baunscheidt ; j'avais épuisé tous les moyens connus, pour débarrasser d'un rhumatisme violent un de mes amis. A mon grand étonnement le succès fut presque instantané.

Cependant non content d'un résultat isolé, j'ai cherché et obtenu des preuves nouvelles, qui n'ont fait qu'augmenter ma confiance en cette méthode si simple et si sûre. Aujourd'hui, après des observations et des essais consciencieux de près de cinq ennées, après des résultats incontestables et bien souvent inespérés, je ne puis que me ranger du côté des convertis; aussi je n'hésite plus à célébrer le nom de l'inventeur M. Baunscheidt.

Très-sérieux dans tout ce que j'avance, sûr des faits que j'allais faire connaître au public et désireux de rendre un service réel à l'humanité souffrante, je voulais avant de publier cet opuscule, me procurer une connaissance plus approfondie de la méthode, si cela était possible.

Dans ce but, j'entrepris au mois de juillet dernier un voyage en Allemagne ; j'étais avide de connaissances et surtout curieux de voir et d'entendre l'homme populaire, l'inventeur, M. Baunscheidt.

Sa modestie et la droiture de son caractère me frappèrent d'admiration. Il me fut permis de vérifier les preuves innombrables des cures obtenues pendant plus de onze ans.

Pendant mon court séjour à Endenich, des personnes de la plus haute distinction vinrent de pays éloignés remercier l'homme du peuple qui, par l'emploi de sa méthode, leur avait rendu la santé que la science médicale avait été impuissante à rétablir.

Un grand nombre d'individus de diverses classes affluaient journellement chez l'homme vénéré pour y chercher conseil et soulagement. Ma visite à M. Baunscheidt a effacé la dernière trace de mes doutes, s'il en restait encore, et a mûri ma résolution de donner, à mon retour en France, tout mon concours à la propagation de cette méthode bienfaisante.

CONTREFAÇONS.

Comme toute découverte importante, l'invention de M. Baunscheidt est venue se heurter partout aux contrefacteurs, ces parasites affamés se nourrissant des idées et du mérite d'autrui. De hardis spéculateurs, peu scrupuleux sur les moyens, ont cherché à dérober à M. Baunscheidt le privilége de l'invention et s'en sont attribué la priorité. Toutes ces indignes menées, secondées par une polémique complaisante et blâmable, n'ont abouti qu'à faire ressortir davantage le mérite incontestable du seul inventeur. M. Baunscheidt, grâce à ces manœuvres est devenu le médecin populaire, estimé, honoré partout où sa méthode a pénétré.

Les contrefaçons sont de deux sortes et portent sur l'instrument et sur l'huile de M. Baunscheidt.

La simplicité de construction de l'instrument a donné en première ligne naissance aux contrefaçons. On a cherché à donner au *Réveilleur* des modifications grossières, souvent ridicules.

La meilleure preuve que l'instrument inventé par M. Baunscheidt est le seul bon, c'est que depuis onze ans aucune contrefaçon n'a pu créer mieux. En outre, aucun autre instrument n'est aussi facile à manier, aucun ne présente la même faculté de modérer à son gré la force, l'énergie des piqûres, aucun n'offre les mêmes garanties d'une innocuité complète.

Malgré tout ce qu'en dit, M. Baunscheidt lui-même dans sa septième édition parue chez Wittmann à Bonn (Prusse), il est bon de signaler encore au public toutes ces fraudes, afin qu'il s'en méfie.

Le petit nombre de personnes qui, franchement ou dupes d'exploiteurs habiles, ont cru ou croient pouvoir s'attribuer l'invention, témoignent ou d'une intention spéculative et dégradante ou d'une ignorance complète de tous les faits précités. Or, depuis 1848, l'opinion publique accorde l'invention de la méthode à M. Baunscheidt; elle la reconnaît pour sa propriété dans toute l'Allemagne et presque dans toutes les parties du globe.

Un journal mensuel paraissant à Bonn sous le titre de *Archives du Baunscheidtisme*, et destiné à contrôler tous les faits et correspondances des médecins, signale des contrefacteurs en France.

Cette dénonciation de contrefaçons est sévère, mais juste.

Le journal, en fouettant et en flétrissant les contrefacteurs, ne fait qu'acte de justice, d'humanité même.

Ces faits, ignorés jusqu'ici, arriveront, avec le temps, à la connaissance du public français, qui infligera son terrible mépris pour châtiment. — Comme garantie définitive, complète, l'instrument a été déposé et breveté.

Le véritable danger de ces contrefaçons, dont je désirerais que le public se méfiât, se trouve dans l'huile qui accompagne l'instrument. Cette huile, usurpant la réputation si bien méritée de celle de M. Baunscheidt, est loin d'en reproduire les propriétés bienfaisantes. Composée de drastiques violents,

au lieu de guérir, elle peut, par un emploi prolongé, devenir un danger réel.

Je répète et affirme de la manière la plus absolue, que
l'huile nommée « *Oleum Baunscheidtii,* » qui accompagne
gratis les instruments de M. Baunscheidt, est d'une composition d'une innocuité complète et d'une action *toujours*
salutaire.

Tout instrument dépourvu du timbre et du nom de
M. Ch. Baunscheidt, tout flacon ne portant pas *en relief* la
qualification d'*Oleum Baunscheidtii* et non cacheté de même,
doivent être considérés comme des contrefaçons.

Que tout malade, désireux de retirer de cette méthode
tous les résultats bienfaisants qu'elle peut produire, constate
bien l'exactitude des noms et cachet; c'est la seule garantie
que l'inventeur puisse lui offrir.

OBSERVATIONS PARTICULIÈRES.

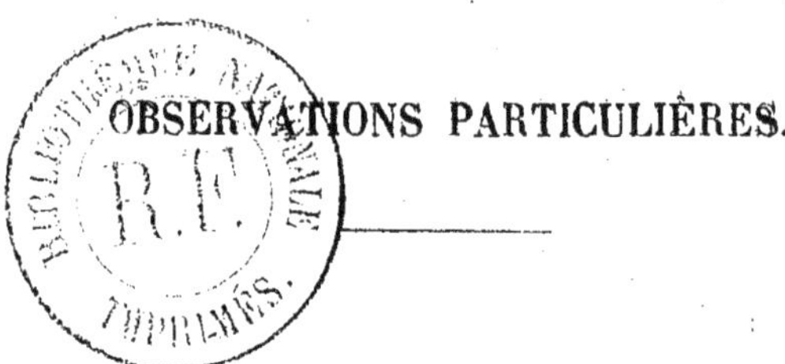

Prix du Réveilleur . . . . **25** fr.

Réveilleur avec son étui portatif, renfermant

    pinceau et flacon. . . . . **30** fr.

Toute demande doit être affranchie et accompagnée d'un mandat sur la poste. — Les envois se font aussi contre remboursement.

Toute demande de consultation écrite pour un cas laissant au malade de l'incertitude dans l'application du Réveilleur, doit être accompagnée d'un bon de 10 fr. sur la poste. Il est nécessaire d'indiquer soigneusement les caractères de la maladie, l'âge, la constitution, etc.

Dans l'intérêt de l'humanité, j'engage les malades et les médecins à me communiquer leurs observations sur les cas à eux connus.

L'unique Dépôt de l'instrument et de l'Huile de M. Baunscheidt est chez M. le Docteur Lipkau, rue de Luxembourg, 19, Paris.

ATTESTATIONS.

Goutte articulaire invétérée (1856).

M. Dupuis, 54 ans, receveur à l'octroi de Ménilmontant, était atteint d'une goutte articulaire depuis neuf ans. — Les accès apparaissaient à des périodes plus ou moins régulières de l'année, et clouaient le malade sur son lit de douleur pendant l'espace de six semaines jusqu'à trois mois. Pour la première fois, en septembre 1856, M. Dupuis eut recours à la méthode de M. Baunscheidt. L'accès, à ce moment-là, était des plus violents, principalement aux articulations des genoux. La première application au dos, aux mollets, à proximité des articulations, dompta le mal rapidement. — En effet, cinq jours après, M. Dupuis se débarrassait de ses béquilles et de sa canne qui naguères lui étaient indispensables.

Le mal reparut, mais moins intense, au mois de novembre suivant ; deux applications presque coup sur coup suffirent pour en amener la guérison. Le traitement fut continué aux termes de dix jours pendant quelque temps encore. Jusqu'à ce jour, M. Dupuis jouit d'une parfaite santé.

Je dois ajouter qu'en février 1857 un refroidissement subit détermina chez M. Dupuis une paralysie rhumatismale des deux membres inférieurs. Aucun mouvement n'était possible ; la locomotion semblait anéantie ; le malade, s'appuyant sur ses béquilles, traînait, péniblement ses jambes impuissantes à supporter le poids du corps.

Une forte application le long de la colonne vertébrale suffit pour rétablir complétement la locomotion ; en quelques jours, le malade était parfaitement guéri.

Goutte générale très-ancienne (1858).

M. Lavry, 52 ans, rue Fontaine, 38, souffrait d'une goutte articulaire générale depuis vingt-deux ans. Tous les efforts de la médecine avaient échoué contre la ténacité du mal qui ne devait s'éteindre qu'avec la vie. Il était réservé à la méthode Baunscheidt d'opérer le miracle que la médecine avait été incapable de faire. — L'application de la méthode eut lieu, pour la première fois, en novembre 1858; suivie pendant deux mois consécutifs, elle ne produisait aucun résultat satisfaisant; elle semblait frappée d'impuissance, en présence d'un mal plus fort qu'elle en apparence. Malgré ces présages défavorables, M. Lavry, partageant ma confiance dans le Réveilleur, continua le traitement, en observant religieusement les termes fixés pour les applications. Bientôt il constata, avec une heureuse surprise, une amélioration notable et progressive qui, dans peu de temps, se traduisit par un retour complet à la santé : la confiance et la persévérance de M. Lavry avaient terrassé l'ennemi.

Je ferai observer que la plupart de mes malades n'ont pas eu besoin de renoncer à leur genre de vie habituel. Le café, les vins généreux, etc., ne sont pas complétement supprimés pendant le traitement; le maintien du régime habituel ne présente, en général, aucun inconvénient. Ce n'est que dans des cas spéciaux et bien rares qu'une non-modification de régime contrarierait la marche de la guérison.

Cette observation sur le régime est certes d'une importance capitale; elle prouve non-seulement la puissance de la méthode, mais encore sa supériorité sur les autres méthodes qui toutes procèdent par un changement de régime, au risque souvent de compliquer la maladie.

Goutte générale très-ancienne (1857).

M. Boulanger, 60 ans, 130, rue de Paris (Vincennes). Une goutte générale travaillait M. Boulanger depuis trente-cinq ans. Un traitement de courte durée, cinq à six applications, à des intervalles éloignés, suffirent pour écarter le retour des accès et rendre au malade la santé avec la liberté des mouvements.

Rhumatisme (1857).

M. Millet, 45 ans, 20. rue d'Enghien, souffrait d'un rhumatisme du dos et des reins depuis neuf ans.

Une forte application sur ces deux régions suffit d'abord pour enlever le mal principal. Une deuxième, au bout de quinze jours, compléta la guérison.

Rhumatisme du dos depuis quinze ans (1858).

M. Lemoine, 60 ans environ, rue du Rocher, 9, était atteint d'un rhumatisme du dos depuis quinze ans. Une application abondante suffit pour le guérir.

Rhumatisme (1857).

Mademoiselle Marie-Thérèse Papnez, 42 ans, rue Richelieu, 102, souffrait d'un rhumatisme des épaules et des bras depuis sept ans. Douleurs intolérables, insomnie, impuissance de se servir de ses bras.

Le traitement donna dès le commencement des résultats satisfaisants. Cependant une guérison radicale ne fut obtenue que par des applications nombreuses aux intervalles indiqués. Jusqu'à ce jour, elle est en pleine santé, malgré l'année pluvieuse.

Rhumatisme articulaire (1858).

Mademoiselle Dumont. 18 ans, rue du Roi-de-Sicile, 20, souffrait depuis plusieurs années d'un rhumatisme articulaire d'une forme particulière, compliqué d'une tendance imminente de désarticulation des phalanges, etc. Les douleurs étaient violentes et générales. La première application enleva toute douleur; deux applications ultérieures ramenèrent la santé de Mademoiselle Dumont à son état normal.

Rhumatisme articulaire (1857).

Madame Gaspard, 27 ans, rue de la Voûte-du-Cours, 7, à Saint-Mandé. Rhumatisme articulaire aigu général.

Guérison en cinq ou six applications.

Paralysie rhumatismale (1857).

M. Philéas, cocher, 42 ans, rue du Rendez-vous, 36, souffrait depuis cinq ans d'une paralysie rhumatismale des membres inférieurs.

Les influences atmosphériques, pluie, etc., avaient provoqué cette paralysie. Le mouvement et la marche étaient devenus presque impossibles; le malade dût abandonner son état, ne pouvant plus monter sur le siége de la voiture.

Les applications eurent lieu principalement sur la partie lombaire de la colonne, aux reins et aux tendons; elles se continuèrent de jauvier 1857 au mois d'avril de la même année.

Une amélioration graduelle suivit les applications, et au bout de quatre mois le malade, suffisamment rétabli, put reprendre son ancien état qu'il exerce encore, je crois, aujourd'hui.

Hémiphlégie gauche (1859).

Le fils d'un fermier dans les terres de M. Savoy, riche propriétaire à Saint-Valéry-en-Caux (Normandie), 19 ans, était atteint d'une hémiphlégie de la partie gauche du corps, œil, langue, bras et jambe. Cette paralysie partielle était survenue à la suite d'une angine couenneuse. Pendant mon séjour à Saint-Valéry (1859), je traitai ce jeune homme dont la maladie avait été déclarée incurable. J'eus le bonheur de voir un progrès rapide suivre la première application : la vue et la langue étaient déparalysées, et les mouvements, quoique faibles, dénotaient aussi un progrès sensible. Je continuai les applications sur la colonne vertébrale et dans le sens de sa longueur. Quatre semaines après je quittai le malade dans un état des plus satisfaisants. Les facultés des membres étaient complétement recouvrées et le malade marchait sans béquilles ni bâton. Quelques semaines plus tard, une lettre de M. Mignot, saleur à Saint-Valéry, m'annonçait le rétablissement complet du malade, et se faisait en même temps l'interprète des témoignages de reconnaissance de toute la famille du fermier.

Phthisie pulmonaire (1857).

M. Petit, 34 ans, rue de Cléry, 24, était déclaré atteint de phthisie pulmonaire, d'après le diagnostic de plusieurs médecins de Paris. Le son anormal que me donnait la percussion, au niveau des clavicules, l'auscultation, la toux et l'expectoration me faisaient aussi soupçonner une phthisie. Le traitement par les applications fut suivi pendant trois mois avec des phénomènes d'éruptions et de suppurations extérieures extraordinaires. Le malade fut considéré comme suffisamment guéri pour entreprendre un voyage dans le midi de la France, où il fit un séjour de six semaines auprès de ses parents. A son retour, j'avais peine à reconnaître mon condamné, tellement il avait pris d'embonpoint et de bonne mine. L'an dernier encore j'eus l'occasion de me convaincre qu'il jouissait d'une excellente santé.

Phthisie pulmonaire (1859).

M. David, 30 ans, rue de Hanovre, 6, était, selon le diagnostic précédent, fait par des confrères illustres, atteint de phthisie pulmonaire. La toux, l'expectoration surabondante et les sueurs colliquatives avaient amené le malade à un état de faiblesse des plus inquiétants, et me faisaient craindre pour sa guérison. — Néanmoins une première application au thorax arrêta la toux et l'expectoration et changea les sueurs abondantes en une simple moiteur. Une deuxième application eut lieu seulement le quinzième jour après la première, à cause de l'éruption surabondante qui était survenue à la suite des premières punctures et qui était à peine guérie. Cette deuxième application me parut satisfaisante et ne pas demander des applications ultérieures. Le malade reprit des forces et un embonpoint surprenants; il jouit actuellement d'une parfaite santé.

Phthisie pulmonaire (1857).

M. Fontbonne, 36 ans, 17, rue Chapon, déclaré atteint de phthisie pulmonaire, se trouvait dans un état de prostration extrême. La méthode Baunscheidt produisit en quelques mois une amélioration tellement marquée, que le malade se considéra comme guéri. Il est encore aujourd'hui en très-bonne santé.

Flux hémorrhoïdal et bronchite chronique depuis cinq ou six ans (1856).

M. Pefert, 40 ans, rue des Cascades, 37, Belleville, avait des pertes de sang fréquentes et excessivement abondantes; l'embarras des bronches avait provoqué chez lui une toux continuelle. Sous l'influence de cette complication morbifique, M. Pefert était arrivé à un tel degré de prostration et d'épuisement, que l'organisme entier, la vue même dépérissait sensiblement : le malade se croyait inguérissable.

Des applications abondantes au dos, aux reins, à la poitrine, etc., suivies avec persévérance amenèrent dès le commencement une amélioration sensible et par suite une guérison complète.

M. Pefert; depuis ce moment, jouit d'une santé parfaite, et a eu maintes fois l'occasion de se servir avec succès du Réveilleur de **M.** Baunscheidt dans sa famille même.

Myélite ou *inflammation aiguë de la moelle épinière* (1858).

Frédéric-Clément Frecha, 32 ans, entrepreneur de maçonnerie à Bonnelle (Oise), souffrait d'une inflammation aiguë de la moelle épinière. Cette inflammation embrassait la partie dorsale et s'étendait jusqu'aux vertèbres lombaires. Inflammation intense, douleurs vives, malade courbé en arc, désordres de la locomobilité, tels étaient les symptômes de la maladie. — La première application directe le long de la colonne et sur l'épine même produisit un premier effet satisfaisant. A la troisième application, le malade put se redresser de toute sa hauteur, marcha librement et se déclara parfaitement guéri.

Lupus rongeant (1856).

M. Goebel, 34 ans, rue Coquillière, 26, était atteint d'un lupus rongeant de la face depuis dix ans. Ce mal grave, joint à des abcès scrofuleux au cou, avait envahi le tiers de la face gauche; un ulcère pareil menaçait déjà le côté droit. Les soins de médecins illustres en France et en Allemagne avaient été infructueux ; aucun traitement ne pouvait arrêter le mal. Pour ma part, pendant des mois entiers, j'avais inutilement essayé d'enrayer la maladie par une médication iodée.

A la suite de mes longues et inutiles tentatives, j'eus l'heureuse idée de transformer la plaie par une application générale et des punctures directes, sans m'inquiéter de la saignée que provoquerait cette opération.

J'eus le plaisir de constater, après la première application, une transformation notable et un arrêt bien distinct. En sept applications et au bout de sept semaines, une cicatrisation complète et unie

fut obtenue et avec elle la guérison des plaies scrofuleuses du cou.
M. Goebel, depuis cette époque, jouit d'une bonne santé.

Hydropisie (1859).

Madame Haller, 50 ans, rue des Gravilliers, 22, était atteinte
d'une hydropisie du péritoine, dont tous les symptômces ne lais-
saient plus d'espoir de guérison. L'épanchement de sérosité dans
l'abdomen était énorme, et les extrémités inférieures étaient excessivement gonflées. Le cœur paraissait déplacé par la pression du
liquide qui affluait vers cette région. Enfin des troubles dans la respiration faisaient craindre une mort prochaine, plutôt par asphyxie
que par congestion cérébrale. Ce n'est que sur les instances réitérées de M. Haller, qui connaissait la méthode Baunscheidt et qui
s'était procuré un instrument et l'instruction de l'inventeur, que je
me décidai, sans beaucoup d'espoir, à un essai des punctures. Une
application abondante, bien enduite d'huile, fut faite d'abord au
dos, à l'abdomen, aux jambes et principalement aux mollets.
Immédiatement après l'application, la malade fut enveloppée dans
du coton. Il se manifesta une légère réaction ; un peu de soulagement se fit sentir à la suite d'une transpiration abondante. Je fis
faire alors des punctures sèches aux mollets et aux pieds les jours
suivants, et au cinquième jour, chose remarquable, une quantité
de liquide séreux (de 40 à 50 litres) s'était vidée par le bas des mollets et des pieds, en coulant par des milliers d'ouvertures imperceptibles pratiquées par les piqûres. Une légère inflammation de
ces parties se déclara seule, sans gangrène, comme je l'avais jadis
observé à la suite d'incisions.

Madame Haller, si gravement malade, atteinte en outre d'une
maladie pulmonaire, améliorée aussi, fut donc sauvée contre mon
attente; des applications répétées la rendirent à une santé satisfaisante. Une légère tendance à une récidive qui se manifesta après
quelques mois fut vaincue par une application générale.

Les faits ci-dessus énoncés m'autorisent donc à admettre comme probable une guérison radicale.

Métropéritonite (1859).

Madame Pérard, 28 ans, avenue Matignon, 6, était atteinte, l'an dernier. d'une *métropéritonite*. Son état de délire au moment où j'arrivai auprès d'elle, ressemblait à une agonie. Deux confrères très-estimés avaient prononcé son arrêt de mort. L'inspection de la malade me forçait à me ranger de leur côté, à signer leur sentence fatale. Dix heures après sa condamnation, la malade existait encore. Je me décidai alors à avoir recours à la méthode Baunscheidt. Les divers phénomènes rapides et inespérés que j'eus occasion d'observer dans le cours de cette maladie excessivement grave et presque toujours mortelle, seront à jamais gravés dans ma mémoire.

Un plein succès couronna mes efforts, et madame Pérard jouit aujourd'hui d'une santé aussi bonne que possible.

Croup (1858).

L'enfant Leclerc, dont les parents occupaient la place de portier au n° 19, rue de Luxembourg, aujourd'hui rue Saint-Dominique, n° 108, n'avait que 2 ans lorsqu'il fut atteint du croup. Demeurant dans la même maison, je fus appelé la nuit ; j'administrai à plusieurs reprises les vomitifs en usage. Néanmoins, quelques heures après, la maladie, loin de diminuer, avait fait des progrès rapides; l'extinction de la voix était presque complète. L'enfant portant les mains vers le larynx, menaçait de succomber par la suffocation. — L'ipécacuanha n'ayant produit aucun effet, j'eus recours au sulfate de cuivre, mais sans plus de succès ; les efforts de l'enfant pour expulser les vomitifs restaient infructueux. L'asphyxie devenant de plus en plus imminente, j'eus recours alors au Réveilleur que j'appliquai vigoureusement sur l'estomac d'abord, ensuite sur le larynx même. — L'effet presque instantané de cette puncture énergique fut un effort suprême de l'enfant ; la contraction de l'estomac fut téllement forte que non-seulement il se vida de son contenu médicamenteux , mais encore expulsa à une distance de plus d'un mètre de fausses membranes coagulées de la grosseur d'une noix. Ces évacuations furent suivies de vomissements copieux. — Dès ce moment l'enfant allait mieux ; il se rétablit complétement en peu de jours.

Otite aiguë (1858).

M. Devailly, rue Saint-Roch, 22. Douleurs intenses du conduit et du pavillon de l'oreille depuis douze à quinze jours. Une application consistant en deux punctures vigoureuses derrière l'oreille, sur le procès mastoïde et au-dessous, produisit au bout d'un quart d'heure un calme bienfaisant. La suppuration qui se déclara le deuxième jour, se termina par une guérison complète.

Dans un grand nombre de maladies d'enfants, telles que *maladies éruptives*, *bronchites* et surtout dans les *convulsions*, j'ai toujours été surpris de la rapidité de l'effet salutaire que produisaient les punctures.

Je ne cite ici qu'un petit nombre de cas remarquables, dont la plupart avaient résisté à tout autre traitement, avaient même été jugés incurables. Pendant les dernières années qui viennent de s'écouler, j'ai recueilli un nombre considérable de cas dont l'énumération, réservée pour une époque prochaine, démontrera que la méthode Baunscheidt est applicable avec plein succès à une foule de cas de maladies. Je prépare un registre de cas fort intéressants que je ne puis faire connaître ici. Un grand nombre de personnes de haute distinction y figurent et me commandent une certaine réserve, dont je n'abuserai qu'à l'occasion et avec leur agrément, convaincu que je suis de leur gratitude, et de leur désir de contribuer à propager la méthode à laquelle ils sont redevables de leur santé.

Dr T. LÉVÊQUE.

Paris, le 25 décembre 1860.

TABLE.

Typ. Lebon, Imprimeur des Mairies des 5e et 13e arrondissements, rue des Noyers, 8.

9 782019 288754